Dr. Svenja Borchers

Der Yoga Effekt

DR. SVENJA BORCHERS

DER YOGA Effekt

Für die achtsame Vernetzung
von Körper, Gehirn und Geist

IRISIANA

Inhalt

Let's talk Business – hier und jetzt 6

Was ist die Aufgabe unseres Gehirns? 11

Über das Herantasten und die ersten Schritte 12
Das Input-Output-Modell 12

Unser CEO 16
Das zentrale Nervensystem 17
Vom Gehirn in den Körper 24
In Balance: Sympathikus und Parasympathikus 25

Wie der CEO kommuniziert 27
Wie Signale übertragen werden 27
Wie aus elektrischer Aktivität Bewegung wird 31

Was den CEO glücklich macht und was ihn stresst 35
Verbindungen machen den Unterschied 36
Eindeutigkeit und Zuverlässigkeit sind gute Eigenschaften 39
Über Flow und Balance 40

Wahrnehmung und Bewegung 45

Neuronale Regelkreise und ihre Bedeutung 46

Über unsere Sinne 49
Die Welt im Innen und Außen 49
Multisensorische Wahrnehmung 63

Der bewegte Mensch 67
Der kleine Mensch in unserem Gehirn 67
Das Gehirn in Bewegung 73
Das Rückenmark in Bewegung 90

Was im Gehirn beim Lernen geschieht 92
Wie wir lernen: Die Bedeutung von Fehlern und Kontext 92
Veränderungen im Gehirn durch Lernen 95
Leichter lernen durch multisensorische Informationen 98

Embodiment: Sitzen Emotionen im Körper? 101
Unsere Körperhaltung 102
Unser Körperbild 106
Embodiment und Emotionen 108

Yoga und unsere Anpassungsfähigkeit 113

Der Weg des Yoga 114
Bewegungsmuster und ihre Bedeutung für unseren Alltag 115
Die Körperhaltung verbessern 117

Wie du dein Gehirn mit Yoga fit hältst 128
Individuelles (Um-)Lernen 128
Wie Yoga das Gehirn verändert 136
Anpassungsfähigkeit kann man üben 140

Achtsamkeit, Atmung und Meditation 148
Achtsamkeit 148
Atembewusstsein und -training 161
Meditation 166

Bleib aktiv 173
Du bist dein eigener CEO 176

Glossar 179

Leseliste und Links 181

Referenzen 183

Impressum 189

Let's talk Business – hier und jetzt

Die meisten von uns haben eine Idee davon, wie ein Unternehmen funktioniert: Es gibt einen Geschäftsführer, den sogenannten CEO, der sicherstellt, dass die Mitarbeiter optimal ihrer Arbeit nachgehen können. Der CEO kümmert sich darum, dass das Unternehmen nicht zu viel Energie verschenkt. Er schützt das Unternehmen vor äußeren Einflüssen und passt die strategische Richtung an, wenn es darum geht, das Überleben des Unternehmens zu sichern.

Nun fragst du dich sicher, warum wir hier über ein Wirtschaftsunternehmen sprechen, obwohl es in diesem Buch um Yoga und das Gehirn geht? Der CEO ist eine Analogie zu unserem Gehirn. Wie meist bei Analogien, so ist auch hier das Bild stark vereinfacht. Es soll verdeutlichen, warum es Sinn macht, über den »Kopf« des Unternehmens nachzudenken. Schließlich bestimmt der CEO, wie das buchstäbliche »Ganze« funktioniert. Wenn wir ein Bewusstsein dafür entwickeln, wie der CEO wahrnimmt, bewertet und Entscheidungen trifft, können wir mit ihm zusammen am gemeinsamen Erfolg arbeiten. Schauen wir uns ausschließlich die Mitarbeiter an, um im Bild zu bleiben, also unseren restlichen Körper, machen wir es uns selbst schwer, zu verstehen, was das Unternehmen wirklich antreibt.

Wir sind das Netzwerk

Wenn alle Mitarbeiter des Unternehmens durcheinanderreden, findet man keine sinnvolle Lösung. Ähnlich sieht es in unserem Kopf aus: Ein ganzer Chor an Stimmen – Erfahrungen, Pläne, Ängste und Sorgen – verwirrt unseren Geist. Zumeist praktizieren wir Yoga, um mit uns selbst in Kontakt zu kommen, die Verbindung mit unserem Körper zu spüren – vielleicht auch, um das Gedankenkreisen zur Ruhe zu bringen. Einer der bekanntesten Grundlagentexte des Yoga ist das Yoga-Sutra von Patanjali. Trotz seines Alters von rund 2000 Jahren ist es in seinen Aussagen zeitlos: Nach Patanjali wird Yoga als »das Zur-Ruhe-Bringen der Aktivitäten im Geist« definiert – »yogas citta vritti nirodhah«. Obwohl es demnach also um unser mentales Wohl geht, finden die meisten Menschen in unserer heutigen Zeit den Zugang zum Yoga eher durch die körperliche Praxis.

Genau darum geht es in diesem Buch: Körper und Geist sind nicht voneinander unabhängig denkbar. In den Neurowissenschaften beschreiben wir den Geist als Summe aller

Wahrnehmungen und Denkprozesse oder als »*Kognition*« (von lateinisch *cognoscere*: erkennen, erfahren). Dieser Begriff bezieht sich auf Fähigkeiten wie das Wahrnehmen, Lernen, Sprechen, Denken, Planen und Problemlösen.

Dass Körper und Geist sich zu jeder Zeit gegenseitig beeinflussen, können wir durch Yoga erfahren und zum Positiven nutzen. Stellen wir uns verdeutlichend einen Menschen vor, der in Traurigkeit und Niedergeschlagenheit verharrt: Sein gesenkter Kopf, seine gebeugte Haltung und seine hängenden Schultern verursachen in uns selbst einen Eindruck der gleichen Traurigkeit. Zugleich verändert sich unser Atem, indem er flacher wird. Dieses Prinzip der Verknüpfung von Geist, Körper und Atem nennt sich *Embodiment*. Es wirkt in beide Richtungen: Eine aufrechte Körperhaltung hat positive Effekte auf unsere Kognition und unsere Emotionen.

Da Körper und Geist so eng vernetzt sind, wird klarer, warum es uns gelingen kann, durch Fokussierung auf unseren Körper unsere Gedanken zur Ruhe zu bringen und den Zugang zu uns selbst zu finden in einer Welt, in der wir permanent einem hohen Druck äußerer Reize ausgesetzt sind. Um zu verstehen, wie wir uns das Wissen über unser Gehirn in unserer Yogapraxis und in unserem Alltag zunutze machen können, beginnen wir im ersten Kapitel, zu betrachten, wie unser Gehirn aufgebaut ist und wie es funktioniert.

Bewegung braucht Gehirn braucht Bewegung

Im zweiten Kapitel beschäftigen wir uns mit einer der zentralen Aufgaben unseres Gehirns: der Bewegung. Wann immer wir uns bewegen, ist unser Nervensystem involviert und wird aktiviert. Es steuert, wie wir uns bewegen und wohin. Diese Aussage erscheint trivial, übersteigt aber rasch den Horizont unserer Alltagserfahrungen, wenn wir einbeziehen, dass Bewegung auch unser Gehirn beeinflusst – und das durchaus auf einer biologischen beziehungsweise auch anatomischen Ebene.

Neurowissenschaftler haben mit vielfältigen Ansätzen zeigen können, dass unser Gehirn seine Struktur auf mikroskopischer und biochemischer Ebene verändert, wenn wir uns bewegen – insbesondere dann, wenn wir dies bewusst und regelmäßig tun. Indem wir uns bewegen, liefern wir unserem Gehirn neue Informationen von außen: Die Umgebung ändert sich, wir sehen neue Dinge, hören andere Geräusche. So entsteht ein anhaltender Fluss aus Wahrnehmung, Anpassung und Bewegung. Alle Signale, die das Gehirn erhält, werden integriert, um Entscheidungen zu treffen; manche davon sind wichtiger als andere. Die höchste Priorität unseres Gehirns ist es, uns vor echten und manchmal auch vermeintlichen Gefahren zu schützen, um unsere Integrität zu sichern. Wenn wir dies verstehen, dann schaffen wir eine neue Perspektive auf uns selbst. Es gibt ein einfaches, verständliches Modell, das diese Zusammenhänge veranschaulicht: Unser Nervensystem ist wie ein Mobile. Bringt man es an einem Ende zum Schwingen, so schwingt es als Ganzes und erzeugt an anderer Stelle Bewegung.

Durch Bewegung bieten wir unserem Gehirn positiven Anreiz. Fehlt dieser, so bleibt dies nicht ohne negative Folgen, denn es ist Teil unserer Natur, nicht Genutztes abzubauen. Es liegt an uns, unser Gehirn fit zu halten, indem wir seinen Hunger nach Informationen stillen. Die Bewegung spielt dabei eine wesentliche Rolle. Die Yoga-Asana-Praxis, also die körperlichen Übungen, stillen diesen Hunger und verhindern zugleich Überreizung. Mehr noch: Yoga gleicht durch Fokussierung die negativen Folgen der Überreizung aus.

Körper und Geist – das unschlagbare Team

In den meisten Yoga- und Fitnesstrainings wird die funktionelle Anatomie des Körpers gelehrt. Vom Gehirn wird in der Regel selten gesprochen. Im Grunde »existiert« unser Körper allerdings nur durch unser Gehirn: Seine Wahrnehmung und das Bewusstsein, dass wir überhaupt einen Körper haben, die Möglichkeit, ihn zu bewegen und auch die Fähigkeit, zu lernen und unsere Bewegungs- und Denkmuster zu ändern – all das verdanken wir unserem Gehirn.

Mit diesem Hintergrundwissen können wir dann im dritten Kapitel die Zusammenhänge mit unserer Yogapraxis näher beleuchten. Wir verstehen, warum unsere Körperhaltung sich auf alle Ebenen unseres Seins auswirkt und wie wir lernen können, unseren »Monkey Mind« zu trainieren, die Gedanken zu fokussieren. Wenn wir unsere Anpassungs- und Widerstandsfähigkeit trainieren, uns in unterschiedlicher Weise bewegen und kontinuierlich lernen, können wir unser Gehirn fit halten.

Dieses Buch ist kein klassischer Ratgeber. Es kann verlockend sein, sich auf der Suche nach einer gesünderen Lebensweise in Selbstoptimierung zu verlieren. Ständig stoßen wir auf Ratschläge, Werbung und Lebensweisheiten, die uns zu erklären versuchen, wie wir vieles noch besser machen und unser Leben optimieren können. Allerdings fehlt uns oft der Fokus nach innen und das Vertrauen auf den eigenen Weg, um mehr Zufriedenheit zu finden. Die Verbindung zum eigenen Körper hilft nicht nur, uns geerdet zu fühlen, sondern auch, uns als Gestalter des eigenen Lebens zu verstehen. In diesem Sinne möchte ich dir in diesem Buch ein Verständnis über die spannenden Wechselwirkungen zwischen Gehirn und Körper vermitteln, sodass du weißt, wie du dir dieses Wissen in deinem Alltag zunutze machen kannst. Übungsanregungen sollen dir helfen, deine eigenen mentalen und körperlichen Muster besser zu verstehen. Die neurowissenschaftlichen Hintergründe werden anschaulich erklärt und du erfährst, warum Yoga, Bewegung und Meditation auf so unterschiedlichen Ebenen auf unseren Körper und Geist wirken.

Ein Hinweis zum Lesen des Buches: Es empfiehlt sich, das Buch von vorne nach hinten zu lesen, da die Erklärungen aufeinander aufbauen. Als Nachschlagewerk kannst du auch in einzelne Abschnitte springen; du findest immer wieder Querverweise im Text. Im Glossar (Seite 179 f.) kannst du viele der speziell neurowissenschaftlichen Begriffe nachschlagen, die hier noch einmal kurz erklärt werden. Diese Fachausdrücke sind im Buch kursiv gedruckt.

In einigen Kapiteln findest du spezielle Kästen, um bestimmte Sachverhalte aus der Sicht der Neurologie zu vertiefen oder aus anderer Sicht zu erklären. Diese Kästen wurden von meinem Ehemann, Dr. Christian Borchers, verfasst. Er ist Neurologe und überzeugt davon, dass Yoga für viele Symptome und Probleme auf neurologischem Gebiet und darüber hinaus hilfreich sein kann.

Abschließend ein Wort zum Gendern: Der Einfachheit halber und um den Lesefluss nicht zu stören, habe ich mich entschieden, die männliche Form der jeweiligen Bezeichnungen zu wählen. Die Frauen sind selbstverständlich von Herzen miteingeschlossen.

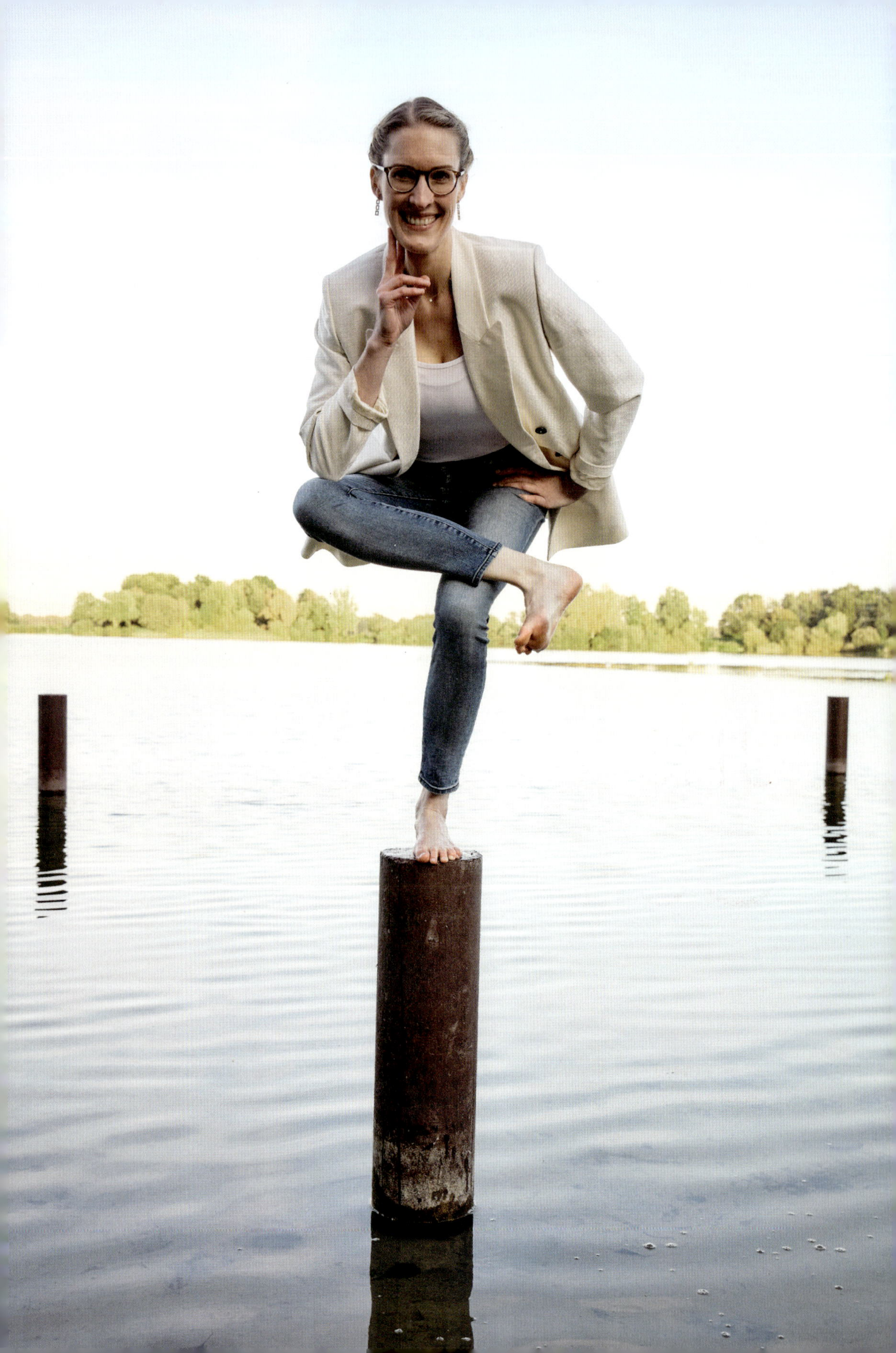

Was ist die Aufgabe unseres Gehirns?

Über das Herantasten und die ersten Schritte

Alles, was uns als Menschen ausmacht, nämlich die Fähigkeit, die Welt wahrzunehmen, uns individuell zu entwickeln, entsprechend unseren Intentionen zu handeln und emotionale Verbindungen aufzubauen und vieles mehr, ist auf Aktivitäten unseres Gehirns zurückzuführen. Dennoch kann das Gehirn nicht losgelöst von »seinem« Körper begriffen werden: Durch unseren Körper nehmen wir wahr und äußern uns. Unser Körper ermöglicht es, uns fortzubewegen und in der Form zu wirken, wie unser Gehirn es vorgibt. Gehirn und Körper bilden also eine sich gegenseitig beeinflussende Einheit.

Das Input-Output-Modell

Zum grundlegenden Verständnis der Funktionsweise des Gehirns kann uns ein einfaches Modell dienen (siehe Abbildung): Über unsere Sinnesorgane nehmen wir äußere Reize wahr. Aus unserem Körper bekommen wir zusätzlich innere Reize; das können zum Beispiel Meldungen über die Stellung der Gelenke oder über den Dehnungszustand der Blase sein. Beides zusammen, die inneren und äußeren Reize, bilden die Eingangssignale (Input) unseres Gehirns. Einige dieser Eingangssignale nehmen wir bewusst wahr, andere nicht. Sie werden im Gehirn interpretiert und bewertet. Auf dieser Basis werden Entscheidungen getroffen. Als Ergebnis bildet das Gehirn ein Ausgangssignal (Output). Diese Ausgangssignale resultieren häufig in Bewegung. Dabei kann es sich um Augen- oder Kopfbewegung, Fortbewegung des gesamten Körpers oder auch um Sprache oder Mimik handeln. Bewegung ist unsere Möglichkeit, uns mitzuteilen, mit der Welt zu interagieren und natürlich auch, uns in Sicherheit zu bringen. Aus diesem Schema wird offensichtlich, warum die Bewegung eine so große Rolle in unserem Leben spielt und warum unser Gehirn für die Bewegung gemacht ist.

Ein kleiner Exkurs über ein besonders spannendes Tier veranschaulicht diesen Aspekt in extremer Weise: Die Seescheide ist ein Manteltier, das auf dem Meeresboden lebt. Im Larvenstadium bildet sie ein Gehirn aus. Dieses benötigt sie, um sich zu bewegen und zu orientieren. Sie sucht sich einen Platz, an dem sie den Rest ihres Lebens bleiben wird. Sobald sie dort angekommen ist, bildet sich ihr Gehirn zurück, denn es wird praktisch nicht mehr benötigt und die Energie kann eingespart werden. Auch wenn dies sicherlich ein sehr extremes Beispiel ist, veranschaulicht es doch, dass unser Gehirn einen bestimmten Nutzen hat. Und dieser ist die Bewegung.

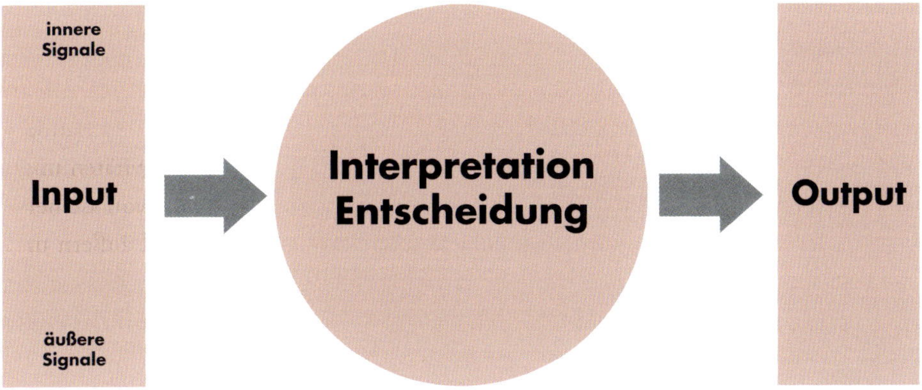

Nun ist klar, dass wir Menschen einen weitaus komplexeren Organismus haben als das Manteltier. Dennoch gibt es auch bei uns Menschen Beispiele, die zeigen, dass ein intakter Bewegungsapparat bis ins hohe Alter dazu beiträgt, auch das Gehirn fitter zu halten. Ältere Menschen, deren Mobilität weit eingeschränkt ist, verlieren schneller ihre Autonomie und kognitive Leistungsfähigkeit als Menschen, die sich bis ins hohe Lebensalter fit und beweglich halten. Natürlich gibt es dabei viele weitere Einflüsse. Im Allgemeinen bestätigen aber Studien den Effekt, dass ein aktiverer Lebensstil wie auch regelmäßige sportliche Betätigung positiv mit besserer kognitiver Leistung korrelieren. Diese Effekte wirken sich sowohl direkt als auch präventiv auf das höhere Lebensalter aus.

Wie und wo wir uns bewegen und wie wir mit der Umgebung interagieren, hat einen Einfluss darauf, was wir wahrnehmen und lernen. Das bedeutet, dass das Input-Output-Modell nicht nur eine Wirkrichtung kennt, sondern einen Kreislauf bildet. Unser Gehirn ist nicht losgelöst von der Umgebung und ihren Reizen vorstellbar. Was es uns jedoch als Realität widerspiegelt, ist das Ergebnis komplexer Verarbeitungsprozesse, die unsere Wahrnehmung der Umgebung durchaus verzerren kann. Das Gehirn selbst beeinflusst nämlich auch, was wir tatsächlich wahrnehmen und wessen wir uns dann bewusst werden.

Aufmerksamkeit lenkt unsere Wahrnehmung

Verständlich wird das anhand eines bekannten Beispiels. Sogenannte Kippbilder enthalten auf einem Bild zwei sich überlagernde Abbildungen, die geschickt miteinander verwoben sind. Unser Gehirn erlaubt uns allerdings, immer nur eine dieser Abbildungen wahrzunehmen, nicht beide gleichzeitig. Die Abbildung unten zeigt eine solche Überlagerung: Wir erkennen entweder zwei Gesichter oder eine Vase, aber niemals beide Objekte im gleichen Moment. Sofern wir die Abbildungen erstmals erkannt haben, können wir zwischen diesen Eindrücken bewusst wechseln. Das tatsächliche Bild oder Objekt bleibt dabei immer gleich. Alles, was sich ändert, ist unsere Wahrnehmung. Wie kann das sein?

Das Geheimnis dahinter ist unsere Aufmerksamkeit: Sie lenkt unsere Wahrnehmung auf das, was unser Gehirn im Moment als wichtig identifiziert. In ähnlicher Weise nutzen wir auch in der Yogapraxis bewusst die Lenkung unserer Aufmerksamkeit.

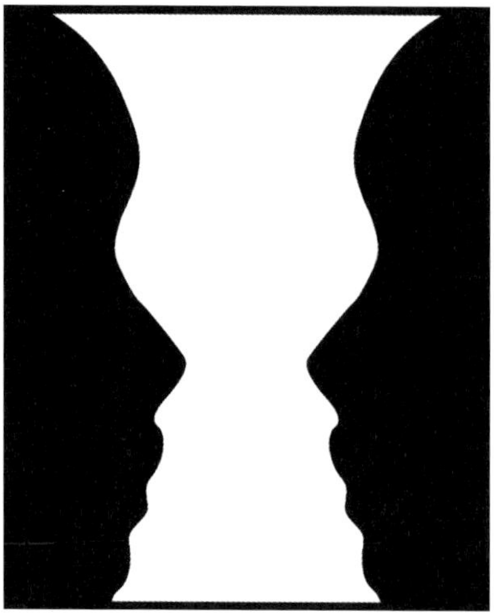

Top-down und Bottom-up

Unsere Wahrnehmung ist also ein Ergebnis der Verarbeitung der Reize durch unser Gehirn und damit kein exaktes Abbild der tatsächlichen Realität. Wenn die Aufmerksamkeit den Fokus der Wahrnehmung oder auch die Interpretation der Reize lenkt, nennen wir diese Verarbeitung *Top-down*. Das bedeutet, dass das Gehirn selbst beeinflusst, wie die Verarbeitung der Reize geschieht. In dem Kippbild-Beispiel oben ist die wechselnde Wahrnehmung zwischen Gesichtern und Vase auf die Top-down-Beeinflussung unserer Aufmerksamkeit zurückzuführen. Die umgekehrte Richtung der Wahrnehmung und Aufmerksamkeitslenkung nennt sich entsprechend *Bottom-up*. Hiermit ist die Verarbeitung von Reizen gemeint, die ohne Beeinflussung der Erwartung und Aufmerksamkeitslenkung geschieht. Intensive Farben oder Helligkeiten zum Beispiel können unsere Aufmerksamkeit auf sich ziehen und diese daher Bottom-up lenken. Im Alltag erleben wir das auch, wenn ein Licht flackert oder ein auffälliges, lautes Geräusch erklingt.

Je mehr Erfahrungen wir sammeln, desto wahrscheinlicher wird es, dass das Gehirn seine gelernten Informationen nutzt, um die Aufmerksamkeit entsprechend zu lenken. Die Top-down-Verarbeitung beeinflusst unsere Wahrnehmung zu einem großen Teil. Wir müssen daher stets davon ausgehen, dass das, was wir bewusst wahrnehmen, nur ein Ausschnitt der tatsächlichen Realität ist. Dies hat auch einen Sinn: Aus der Menge an Informationen, die um uns herum und auch in unserem Körper wahrgenommen werden können, muss selektiert werden. Täten wir dies in jeder Situation bewusst, wären wir nicht nur völlig überfordert, sondern wir würden uns auf nichts wirklich fokussieren können.

Integrität hat oberste Priorität

Evolutionär betrachtet, ist die Schnelligkeit der Verarbeitung und daher auch die Fokussierung in Gefahrensituationen unverzichtbar. Unsere Integrität zu sichern, ist die primäre Aufgabe unseres Gehirns. Dabei spielen Emotionen wie Angst eine große Rolle. Das Gefühl der Angst funktioniert wie eine Vorwarnung, wenn Situationen vom Gehirn nicht als ungefährlich oder bekannt eingeschätzt werden können. Dies kann berechtigt sein oder auch nicht und beruht auf der Interpretation des Gehirns. Durch spezielle Botenstoffe signalisiert das Gehirn dem Körper diese Ungewissheit. Dort macht sich das beispielsweise durch einen schnellen Herzschlag, weiche Knie oder Schweiß auf der Stirn bemerkbar. Diese Reaktionen nehmen wir als innere Reize je nach Intensität bewusst wahr. Angst wiederum kann sich auch darauf auswirken, worauf wir unsere Aufmerksamkeit legen und damit das von der Angst geleitete Verhalten verstärken.

Aus diesem Beispiel der Aufmerksamkeitslenkung sollte deutlich werden, dass das Input-Output-Modell stark vereinfacht ist. Informationsverarbeitung in unserem Gehirn, deren Beeinflussung und wie sich diese wiederum auf unser Verhalten auswirkt, ist noch weitaus komplexer. Dennoch ist dieses Modell sehr nützlich und soll uns weiter zu Erklärungszwecken begleiten.

Unser CEO

Kommen wir zurück zum Modell des CEO, das uns in der Betrachtung des Gehirns weiter begleiten soll: Der Begriff »CEO« steht für »Chief Executive Officer« und wird in unserem Beispiel mit dem Geschäftsführer oder Vorstand eines größeren Unternehmens verglichen, denn die Komplexität unseres zentralen Nervensystems kann mindestens mit derjenigen eines großen Unternehmens mithalten. Der CEO ist nicht nur die Schaltstelle und die Funktion, an der alles im Unternehmen zusammenläuft, sondern er trifft auch die wichtigen Entscheidungen und setzt Prioritäten, um das Überleben des Unternehmens zu sichern und es für die Zukunft optimal auszurichten. Er trägt die Gesamtverantwortung, bewertet potenzielle Gefahren und entwickelt Strategien, um sich und das Unternehmen zu schützen. Seine Aufgabe ist es, die Leistung ständig zu verbessern und Standardaufgaben möglichst effizient zu gestalten. Der CEO kann allerdings ohne sein Team nicht viel unternehmen; er braucht seine Mitarbeiter, die weitere unterstützende Funktionen übernehmen und verantworten.

Effizienz und Sicherheit

Was heißt das nun übertragen auf das Gehirn? Die wohl wichtigste Aufgabe unseres Gehirns ist es, unser Überleben zu sichern. In Millisekunden wird unterbewusst analysiert, ob das, was wir wahrnehmen, uns in Gefahr bringen könnte. Reize aus dem Körper und von der Außenwelt werden bewertet, und es wird entschieden, wie und ob darauf reagiert wird. Ist etwas für die Zukunft wichtig, so wird es langfristig im Gedächtnis gespeichert. Kann etwas nicht eindeutig interpretiert werden, so wird es als potenzielle Bedrohung gesehen. So wie der CEO seine Mitarbeiter braucht, so braucht das Gehirn Funktionen »seines« Körpers, um handlungsfähig zu sein. Innerhalb des Körpers wiederum müssen gewisse Abläufe eingespielt sein: Wenn das Gehirn sich um alle Details kümmern müsste, so fehlte ihm die Kapazität, sich mit den wirklich wichtigen Dingen zu beschäftigen. Sich wiederholende Abläufe werden zu festen Mustern. Selten oder nicht mehr gebrauchte Abläufe werden gestrichen. Denn um zu überleben, muss Energie effizient genutzt werden. In einem Unternehmen würde man beispielsweise schauen, ob man seine Mitarbeiter richtig eingesetzt hat und sie gegebenenfalls eher in anderen, aktuell wichtigeren Bereichen benötigt. Sofern keine Gefahren lauern, ist es sinnvoll, Energie auch darauf zu verwenden, sich selbst zu optimieren und die Leistung zu verbessern. Wenn Fehler erkannt werden, bedeutet das, dass die Aufmerksamkeit auf diesen Bereich gerichtet wird und sich etwas ändern muss. Dies erlaubt dem Gehirn, Verbindungen anzupassen und zu lernen. Andere Wege auszutesten, bedeutet immer auch, mehr Energie einzusetzen und ein Risiko einzugehen; daher sollte dies immer gut überlegt sein.

Mit dieser Parallele zwischen CEO und Gehirn bekommt die Aussage »Der Fisch stinkt vom Kopf« eine ganz neue Bedeutung: Wenn wir etwas ändern wollen, sollten wir nicht vergessen, mit dem Chef zu sprechen – unserem Gehirn. Wenn wir in unserem Leben etwas verändern wollen – seien es Bewegungs- oder Verhaltensabläufe durch Yoga oder andere Wege –, macht es immer Sinn, zuerst zu verstehen, wie unser Gehirn eigentlich funktioniert. Natürlich können wir unseren Körper bewegen und trainieren, ohne dass dies vorher mit dem CEO abgestimmt ist. Wenn wir aber den CEO besser kennen und mit ihm an einem Strang ziehen, dann sind wir nicht nur effizienter, sondern es profitieren alle davon: Körper, Geist und Seele.

Lass uns also einen genaueren Blick auf unser Gehirn werfen.

Das zentrale Nervensystem

Wie würde ein CEO sein Unternehmen vorstellen? Vielleicht würde er die Geschäftsfelder, die Anzahl der Mitarbeiter und das Organigramm erklären. Versuchen wir es im Folgenden so ähnlich: Das Gehirn ist 1,3 bis 1,5 Kilogramm schwer und hat etwa 100 Milliarden Nervenzellen. Zu den Nervenzellen kommt eine mindestens ebenso große Zahl von Zellen, die sehr vielfältige Aufgaben erfüllen. Man nennt sie Stütz- oder *Gliazellen*. Für einen groben Überblick teilen wir das zentrale Nervensystem in vier große Bereiche: Großhirn, Kleinhirn, Hirnstamm und Rückenmark. Schauen wir uns diese nun etwas genauer an.

Das Großhirn

Das Großhirn ist der evolutionär neuere Teil des Gehirns. Seine Windungen und Furchen verleihen der Hirnoberfläche ihr typisches Aussehen. Sie dienen dazu, die Oberfläche des Gehirns, die Hirnrinde, zu vergrößern. Die Zellkörper der Nervenzellen liegen in der Hirnrinde und werden als *graue Substanz* bezeichnet. Ihre Verbindungen, die Nervenfasern laufen über die tiefer liegenden Schichten, die sogenannte *weiße Substanz* (siehe Abbildung Seite 18). In diese sind einzelne Haufen von Nervenzellen eingebettet. Einen solchen »Haufen« nennt man anatomisch *Ganglion*. Da sie an der Basis des Gehirns liegen, sprechen wir von »Basalganglien«.

Das Großhirn – und insbesondere seine Rinde – werden meist mit unseren höheren geistigen oder »kognitiven« Funktionen assoziiert. Es ist der Bereich des Gehirns, in dem Gedanken und Wahrnehmungen verarbeitet werden. Hier entstehen neben vielen anderen Funktionen unsere Sprache und auch unsere Bewegungen. Es werden Erinnerungen gespeichert und Entscheidungen getroffen. Das Großhirn beeinflusst, wohin die Aufmerksamkeit gerichtet wird, und somit auch, was bewusst wahrgenommen werden kann. Und natürlich wird hier auch reflektiert und aus Erfahrung gelernt.

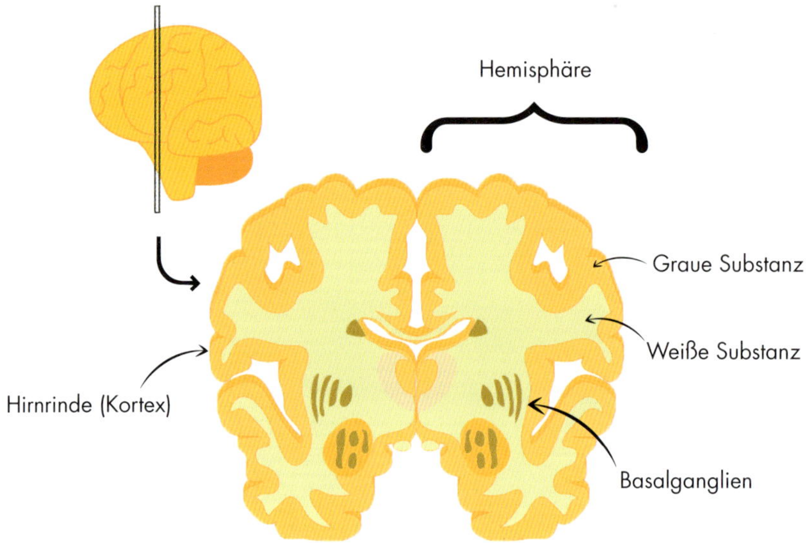

Das Großhirn besteht aus zwei Hälften (Hemisphären genannt), die über den Balken miteinander verbunden sind. Die Hemisphären sind zwar weitgehend symmetrisch aufgebaut, bilden aber funktional unterschiedliche Schwerpunkte aus. Für die Wahrnehmung und Steuerung der linken Körperhälfte ist die rechte Hemisphäre zuständig und für die rechte Körperhälfte ist es die linke Hemisphäre. Das Großhirn wird oft in vier sogenannte Lappen eingeteilt (siehe Abbildung Seite 20), die durch prominentere Furchen voneinander getrennt sind:

- Direkt hinter der Stirn liegt der **Stirn- oder Frontallappen:** Er umfasst den motorischen Kortex und den sogenannten präfrontalen Kortex. Der präfrontale Kortex wird auch als der »menschlichste« Teil des Gehirns angesehen, da er im Vergleich zu anderen Spezies in der Relation zur Gesamtgröße des Gehirns maximal ausgedehnt ist (Anteil von 29 Prozent beim Menschen, 11,5 Prozent beim Primaten und 3,5 Prozent bei Katzen). Das Frontalhirn ist im Rahmen von neuronalen Netzwerken eng mit anderen Hirnstrukturen verbunden. Speziell ist es für Funktionen wie Aufmerksamkeitslenkung, Hemmung und Unterdrückung von Verhalten sowie Abruf von Gedächtnisinhalten bekannt. Weitere integrative Funktionen sind die Handlungsplanung und -durchführung unter Berücksichtigung von Motivation, Emotion sowie Situations- und Kontextinformationen. Mit hinreichender Genauigkeit kann man den Frontallappen als Hort unserer Persönlichkeit beschreiben.

- **Parietallappen:** Dieser Bereich des Gehirns wird auch Scheitellappen genannt, denn er befindet sich im hinteren oberen Teil des Großhirns. Der Parietallappen enthält den somatosensorischen Kortex und ist beteiligt an jeglichen räumlichen Funktionen. Er integriert dabei Informationen von den Augen, vom eigenen Körper und jeglicher Wahrnehmung des Raums. Die Koordination von Bewegungen wird hier verarbeitet sowie die Benutzung von Werkzeugen und Manipulation von Objekten. Dieser Bereich ist sowohl essenziell für die Beobachtung als auch für die Planung und Ausführung von zielgerichteten Bewegungen.
- **Okzipitallappen:** Dieser Bereich des Gehirns wird oft auch *Sehrinde* oder *visueller Kortex* genannt, denn er verarbeitet im Wesentlichen die visuellen Signale, die über die Sehbahn von den Augen kommen. Dieser Lappen sitzt am hinteren Teil des Gehirns, also am Hinterkopf. Im rechten Okzipitallappen werden die Signale des linken Gesichtsfeldes verarbeitet und im linken Okzipitallappen die Signale des rechten Gesichtsfeldes. Ja, wir sehen tatsächlich mit dem Hinterkopf! Von der Sehrinde aus werden die visuellen Signale weiterverarbeitet. Über den sogenannten Wo-Pfad (siehe Abbildung Seite 53) gelangen sie in Richtung des parietalen Kortex. Hier werden sie räumlich verarbeitet. Über den Was-Pfad gelangen die visuellen Signale in Richtung des Temporallappens, wo ihnen Bedeutung zugeordnet wird, wie zum Beispiel die Erkennung von Gesichtern, Bildern oder auch Schrift.
- **Temporallappen:** Der sogenannte Schläfenlappen bildet den seitlichen unteren Teil des Gehirns. Er enthält den auditiven Kortex, der das Hören verarbeitet, sowie das Wernicke-Sprachzentrum, das für das Sprachverständnis eine große Rolle spielt. Allgemein gesprochen liegt hier vieles verborgen, das mit der Verbindung aus äußeren Reizen und deren gespeicherter Bedeutung zu tun hat, wie zum Beispiel auch die Objekt- und Gesichtserkennung. So wird die enge anatomische Beziehung zu neuronalen Strukturen erklärbar, die im weitesten Sinne dem Gedächtnis zuzuordnen sind. Man findet diese Strukturen in tiefer liegenden Anteilen des Schläfenlappens, die eher der Hirnbasis zur Mitte des Kopfes hin zugewandt sind. Diesen besonders faszinierenden Anteil der Hirnrinde nennen wir *Hippocampus.*
- **Innere Strukturen des Großhirns** (siehe Abbildung Seite 21): In der Tiefe des Gehirns finden wir zum Teil von der äußeren Hirnrinde unabhängige Gruppen von Nervenzellen, die sich im Laufe der Evolution zu funktionellen Einheiten zusammengeschlossen haben:

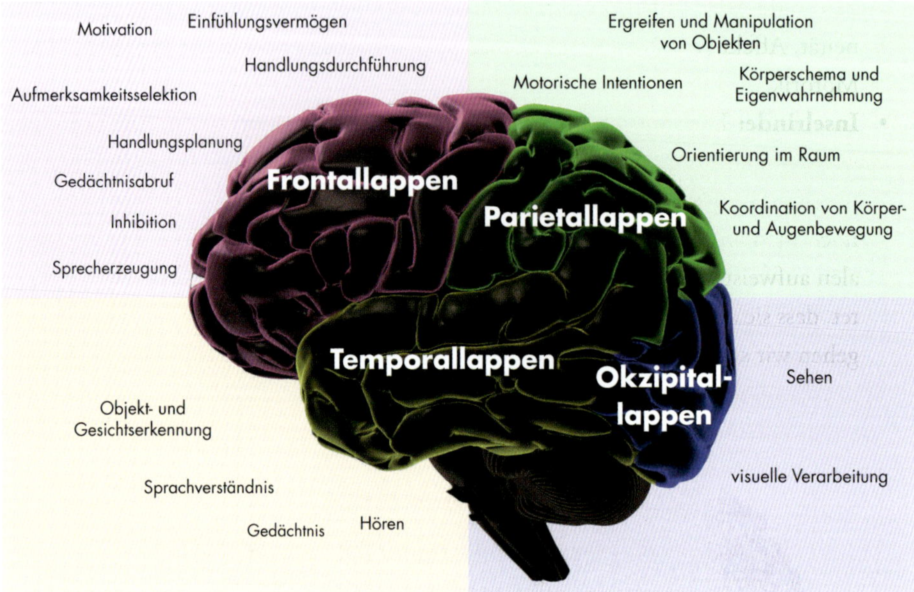

- **Thalamus:** Der Thalamus bildet das sogenannte Zwischenhirn. Er sitzt wie ein großer Kern in der Mitte des Großhirns und hat starke Verbindungen zur gesamten Großhirnrinde. Der Thalamus wird oft als Tor zum Bewusstsein beschrieben, da viele der sensorischen Signale zunächst über den Thalamus und dann weiter in andere *kortikale* Gebiete (auf die Hirnrinde) projiziert werden. Seine ausgedehnten Verbindungen zur Hirnrinde und anderen, tiefer gelegenen neuronalen Strukturen machen ihn zu einer Art Relais mit vielfältigen Funktionen in der Motorik, aber auch im Emotionalen und im Zusammenhang mit der Bildung unseres Bewusstseins. Diese Funktionen sind bis heute nur oberflächlich verstanden.
- Das **limbische System** mit der Amygdala, dem Hippocampus und dem cingulären Kortex: Das limbische System fasst mehrere Strukturen des Gehirns zu einer funktionalen Einheit zusammen, die für die Verarbeitung von Emotionen stehen, unter anderem im Zusammenhang mit Gedächtnisfunktionen.
- **Hypothalamus:** Im Zusammenwirken mit der Hirnanhangsdrüse regelt der Hypothalamus über Hormone vegetative Funktionen des Körpers. Er ist sehr wichtig für die Aufrechterhaltung von Körpertemperatur, Blutdruck, Schlaf-wach-Rhythmus und weiteren lebenswichtigen Funktionen.
- **Basalganglien:** Diese umfassen mehrere Kerne, die an der Modulation motorischer sowie auch höher-kognitiver Handlungsmuster beteiligt sind (siehe Abbildung Seite 76). Sie sind vor allem für die Hemmung unerwünschter Aktivierung

bedeutsam und stellen eine Art Regelkreislauf dar. Sie spielen eine Rolle für Spontaneität, Affekt (vorübergehende Gefühlsregung), Antrieb, planerisches Denken und Motorik.

- **Inselrinde:** Die Inselrinde wird auch *Inselkortex* genannt, ist Teil der Großhirnrinde, aber liegt verdeckt unter einem Teil des Frontal-, Parietal- und Temporallappens (siehe Abbildung Seite 108). Die funktionellen Aufgaben dieses Bereichs sind noch nicht vollständig geklärt. Da sie aber Verknüpfungen zu vielen anderen Arealen aufweist, nimmt diese Region eine besondere Stellung ein und es wird vermutet, dass sie auch in der emotionalen Bewertung von Schmerz involviert ist. Hierauf gehen wir später noch einmal ein.

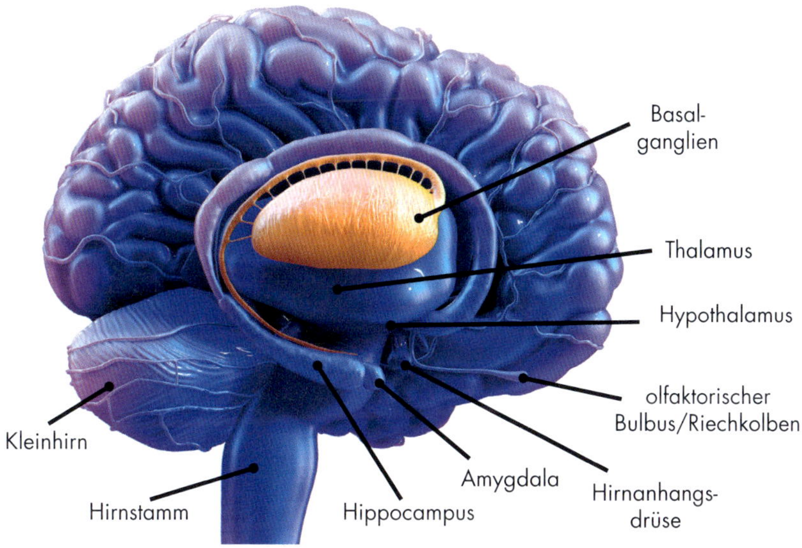

Das Kleinhirn

Das Kleinhirn (anatomisch: Cerebellum) liegt in der hinteren Schädelgrube und macht nur zehn Prozent der Gesamtgröße des Gehirns aus (siehe Abbildung oben). Dennoch sitzen hier etwa 80 Prozent der Nervenzellen. Dies sagt uns, dass hier einiges passiert. Das Kleinhirn integriert eine große Menge von Signalen aus dem Körper und aus der Hirnrinde, verarbeitet diese und sendet Ergebnisse aus dieser Integration wieder zurück oder gibt sie direkt an die ausführenden »Organe«.

Es ist wesentlich für unser Gleichgewicht und unabdingbar für die Feinabstimmung unserer Bewegungen. So trivial uns unsere Bewegungssteuerung im Alltag oft vorkommt, so komplex ist die Feinabstimmung der Bewegungen auf sich gegebenenfalls bewegende Objekte. Im Bereich der künstlichen Intelligenz gelingt es zum Beispiel viel eher, einen sprechenden Roboter zu bauen, als einen, der sich natürlich wie ein Mensch bewegen und mit der Umwelt präzise interagieren kann. Zudem scheint das Kleinhirn auch eine Rolle beim Lernen, speziell beim Erlernen von Bewegungsabläufen, -koordination und auch bei der Konditionierung zu spielen.

Der Hirnstamm

Der Hirnstamm ist die Verbindung zwischen Großhirn, Kleinhirn und Rückenmark. Er reguliert alle lebenswichtigen Funktionen wie die Atmung, die Herzfrequenz und den Blutdruck. Überlebenswichtige Reflexe, wie der Schluck-, Husten-, und Lidschlussreflex, werden über den Hirnstamm gesteuert. Der Wachheitszustand sowie die Schlafphasen werden durch den Hirnstamm beeinflusst. Zusammen mit dem Hypothalamus steuert der Hirnstamm das vegetative Nervensystem und hat damit Einfluss auf zahlreiche Organe. Im mittleren Hirnstamm, im Bereich der sogenannten Brücke (Pons), überkreuzen aufsteigende Informationen aus dem Körper und absteigende Informationen aus dem Großhirn die Seiten, sodass die rechte Gehirnhälfte die linke Körperseite steuert und die linke Gehirnhälfte die rechte Körperseite.

Das Rückenmark

Das Rückenmark als Teil des zentralen Nervensystems ist die Verbindung zwischen Gehirn und peripherem Nervensystem (siehe Abbildung Seite 24). Es liegt geschützt im Wirbelkanal innerhalb der Wirbelsäule. Beim erwachsenen Menschen endet das Rückenmark etwa in Höhe des zwölften Brustwirbel- bis zweiten Lendenwirbelkörpers. Es besteht ebenso wie das Gehirn aus *grauer* und *weißer Substanz*. Die graue Substanz besteht überwiegend aus Nervenzellkörpern und liegt im Inneren des Rückenmarks. Die *weiße Substanz* umschließt die graue Substanz – genau andersherum als im Gehirn.

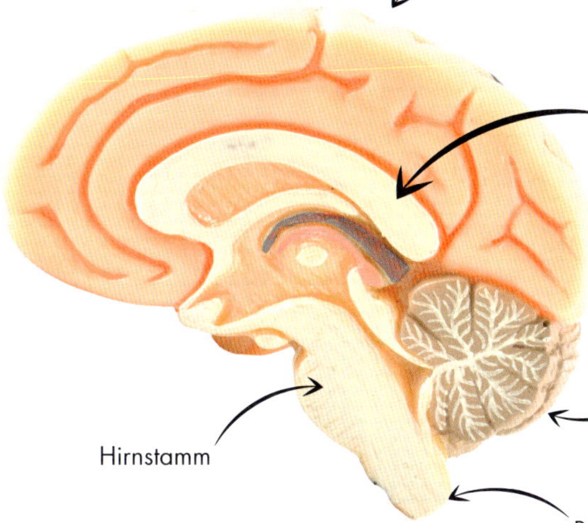

Je Wirbelsäulensegment verlässt ein Spinalnervenpaar den Wirbelkanal und verbindet das periphere mit dem zentralen Nervensystem. Auch wenn das Rückenmark hauptsächlich als Übertragungsweg zwischen Peripherie und Gehirn dient, so hat es doch auch wichtige eigene Aufgaben, wenn es um die Steuerung der Muskelspannung (Muskeltonus) und um bestimmte Reflexe geht. Besonders bekannt ist der Kniesehnenreflex, der allein über das Rückenmark gesteuert wird. Bei diesem Reflex streckt sich das Knie, wenn die Kniescheibensehne durch Beklopfen, zum Beispiel mit einem Hämmerchen, gespannt wird. Dabei spannen sich die Muskeln an der Oberschenkelvorderseite an, während die Gegenspieler an der Rückseite entspannen.

Ebenfalls auf Ebene des Rückenmarks funktioniert die Hemmung sogenannter antagonistischer Muskeln. Um unsere Gelenke bewegen zu können, müssen Agonist und Antagonist aufeinander abgestimmt arbeiten: Wenn der Beugemuskel aktiv ist, zum Beispiel der Bizeps an der Vorderseite des Oberarms, um den Ellenbogen zu beugen, dann muss der Antagonist, also der Streckmuskel, der Trizeps an der Rückseite des Oberarms, entspannen. Wenn hingegen Streck- und Beugemuskel, oder Agonist und Antagonist, gleichzeitig aktiv sind, kann keine Bewegung entstehen. Genau diese feine, voneinander abhängige Aktivierung und Entspannung der Muskeln wird über das Rückenmark gesteuert.

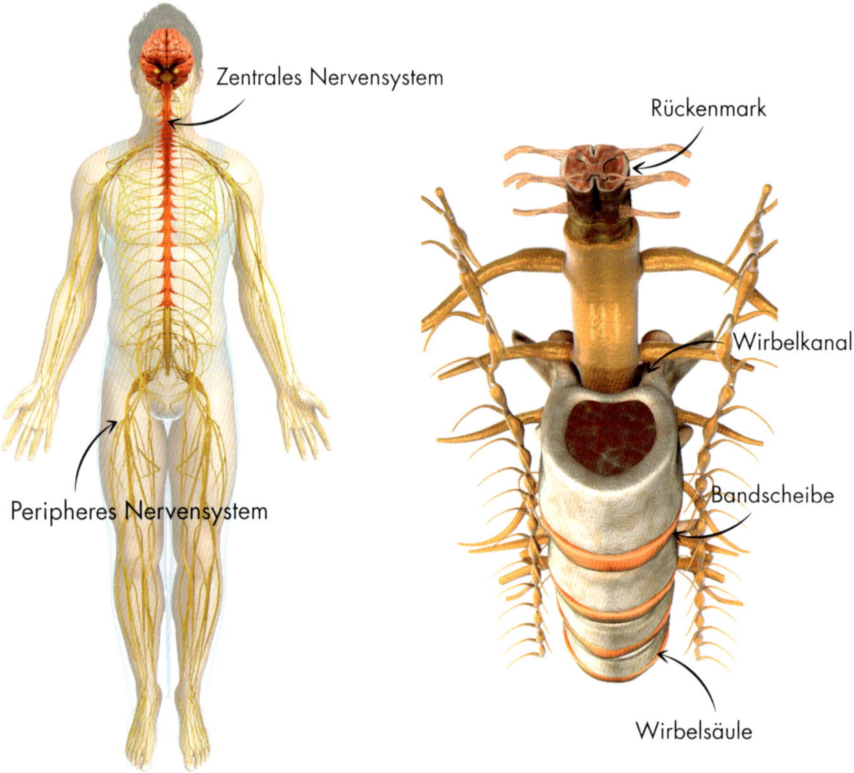

Das zentrale und periphere Nervensystem (links) und der Aufbau des Rückenmarks (rechts)

Vom Gehirn in den Körper

Zum peripheren Nervensystem gehören alle Anteile des Nervensystems, die nicht im Gehirn oder Rückenmark liegen. Sie verbinden das zentrale Nervensystem mit der Körperperipherie. Es ist überwiegend kein selbstständiges System, wird aber durch die unterschiedliche Lage im Körper und seine Eigenschaften vom zentralen Nervensystem abgegrenzt. Abhängig davon, wo die peripheren Nerven das zentrale Nervensystem verlassen, ob im Gehirn oder Rückenmark, unterscheidet man zwischen den Hirnnerven und den Spinalnerven. Im menschlichen Körper gibt es zwölf Hirnnerven. Die meisten davon sind für den Hals- und Kopfbereich zuständig. Eine Ausnahme bildet der Vagusnerv, der bis in die Bauch- und Brustorgane reicht. Von den Spinalnerven, die das Rückenmark verlassen, haben wir 31 Nervenpaare, die jeweils die rechte und linke Körperseite versorgen.

Unser peripheres Nervensystem ist also essenziell für unsere Handlungsfähigkeit, denn es überträgt die Aktivität aus unserem zentralen Nervensystem zu unseren Muskeln und versorgt es mit Informationen.

Das periphere Nervensystem lässt sich vertiefend unterteilen in das somatische Nervensystem und das vegetative Nervensystem. Das somatische Nervensystem ist für die willentlich steuerbaren und unserem Bewusstsein zugänglichen Bewegungen von Körperteilen zuständig. Im Gegensatz dazu sind uns die Vorgänge des vegetativen Nervensystems zumeist nicht bewusst.

In Balance: Sympathikus und Parasympathikus

Das vegetative Nervensystem – auch autonomes Nervensystem genannt – ist zuständig für die Regulierung der inneren Organe, der Geschlechtsorgane, der Drüsen und Blutgefäße. Über dieses System werden Blutdruck, Körpertemperatur, Schweißsekretion, Darmtätigkeit und Hormonhaushalt reguliert.

Im Allgemeinen wird das vegetative Nervensystem unterteilt in den Sympathikus und den Parasympathikus. Diese beiden Komponenten wirken als Gegenspieler und ermöglichen eine äußerst feine Steuerung der Organe. Der Sympathikus erhöht die Handlungsfähigkeit und steht für Aktivität und Stress. Er kann das Nebennierenmark (Hormondrüsen am oberen Pol der Nieren) stimulieren, sodass Adrenalin und Noradrenalin als Hormon ins Blut ausgeschüttet werden. Infolgedessen erhöhen sich der Herzschlag, die Atemfrequenz und der Muskeltonus. Der gesamte Organismus kann dadurch in kürzester Zeit auf eine Überlebensreaktion ausgerichtet werden. Daher wird die Aktivität des Sympathikus oft mit »fight or flight« (Kampf oder Flucht) assoziiert. Im Gegensatz dazu steht der Parasympathikus vor allem für Entspannung und Regeneration. Er verlangsamt die Herzfrequenz, regt die Verdauung an und entspannt die Muskeln. Somit trifft für ihn die Assoziation »rest and digest« (Ruhe und Verdauung) zu.

Während das sympathische System durch zahlreiche spinale Nerven reguliert wird, erfolgt die parasympathische Innervation der inneren Organe bis zu einem gewissen Punkt auf Höhe des Dickdarms ausschließlich durch den Vagusnerv.

Im Darmtrakt gibt es eine weitere Komponente des vegetativen Nervensystems; dieses wird als enterisches Nervensystem bezeichnet. Es wird durch den Sympathikus und Parasympathikus nur modulierend beeinflusst. Das enterische Nervensystem kann aber auch vollständig autonom arbeiten. Seine Funktionen sind vielfältig und Gegenstand intensiver Forschung.

Auch wenn wir für die Übersicht diese verschiedenen Bereiche des Nervensystems getrennt voneinander betrachtet haben, soll dennoch betont werden, dass alle Bereiche eng miteinander verknüpft sind. Insbesondere die Wechselwirkungen zwischen peripherem und zentralem Nervensystem sind der Schlüssel zum Verständnis von Yoga aus der Perspektive des Neurowissenschaftlers: Über sie beeinflussen wir unser Gehirn, unsere Kognition, unsere Psyche.

Wie der CEO kommuniziert

Im vorherigen Abschnitt haben wir darüber gesprochen, dass Nervenzellen Signale weiterleiten und kommunizieren können. Aber wie funktioniert das eigentlich? Versetzen wir uns in die Lage des CEO: Er möchte möglichst gute Bedingungen für den Austausch der Mitarbeiter untereinander schaffen, damit die Kommunikation effizient ist. Für diejenigen Mitarbeiter, die auf engem Raum zusammensitzen, ist dies weniger aufwendig. Je weiter aber die Mitarbeiter voneinander entfernt sind und je enger sie aufeinander abgestimmt handeln müssen, desto besser sollte die Verbindung zwischen diesen Mitarbeitern sein.

So ungefähr ist es auch in unserem Nervensystem. Die Signalweiterleitung erfolgt in einer Nervenzelle entlang eines röhrenartigen Fortsatzes, eines *Axons* (siehe Seite 28). Axone können je nach Funktion und Lage unterschiedlich lang sein – zwischen weniger als einem Millimeter bis hin zu etwa einem Meter. Sie sind umhüllt von einer Schutzschicht, den Gliazellen, sodass sie elektrisch isoliert sind und das Signal besser weiterleiten. Diese Schutzschicht erlaubt eine schnelle Kommunikation, auch auf längerer Distanz.

Nun findet Austausch nicht nur zwischen einzelnen Mitarbeitern oder Nervenzellen statt, sondern auch auf übergeordneter Ebene zwischen Teams oder Gruppen von Nervenzellen. Ohne zu viel vorwegzunehmen: Wie im Betrieb, so auch im Gehirn, stellt sich die Frage der Organisation von Aufgaben in Teams. Es kommt sicherlich auf einige Grundvoraussetzungen an, aber grundlegend ist entscheidend, in welcher Funktion die Person eingesetzt wird und mit wem sie dort in Kontakt steht und zusammenarbeitet. So gilt auch für die Nervenzellen, dass Umgebung und Verbindungen die Möglichkeiten der Wirksamkeit beeinflussen. Ein genauerer Blick lohnt sich, um ein Gesamtverständnis aufzubauen.

Wie Signale übertragen werden

Wie auch die übrigen Zellen in unserem Körper, hat eine Nervenzelle (auch *Neuron* genannt) einen Zellkörper, in dem sich ein Zellkern befindet, der das Erbgut (unsere DNA) enthält. Was aber unterscheidet eine Nervenzelle von einer »gewöhnlichen« Körperzelle? Betrachtet man dies auf der Ebene der Physiologie, so ist es eine wesentliche Eigenschaft von Nervenzellen, Signale zu generieren und diese weiterzuleiten. Über ihre äußere Hülle – die Zellmembran – hinweg bauen sie aktiv eine elektrische Spannung auf. Diese

Spannung beruht auf der unterschiedlichen Verteilung geladener Teilchen zu beiden Seiten der Membran. Diese Spannung kann aktiv und sehr schnell verändert werden. Solche Spannungssprünge nennen wir ein Aktionspotenzial. Sie eignen sich zur Codierung von Informationen. Aktionspotenziale sind die Basis der Kommunikation zwischen Nervenzellen untereinander und auch mit anderen Zellen. Unter anderem wird so auch die Muskelkontraktion hervorgerufen.

Neurone haben zwei verschiedene Arten von Zellfortsätzen, über die sie kommunizieren: viele *Dendriten* und ein Axon (siehe Abbildung unten). Vereinfacht gesagt empfangen die Dendriten Eingangssignale und das Axon leitet Signale weiter, um an deren Ende Verbindungen mit anderen Zellen einzugehen und das Signal weiterzugeben.

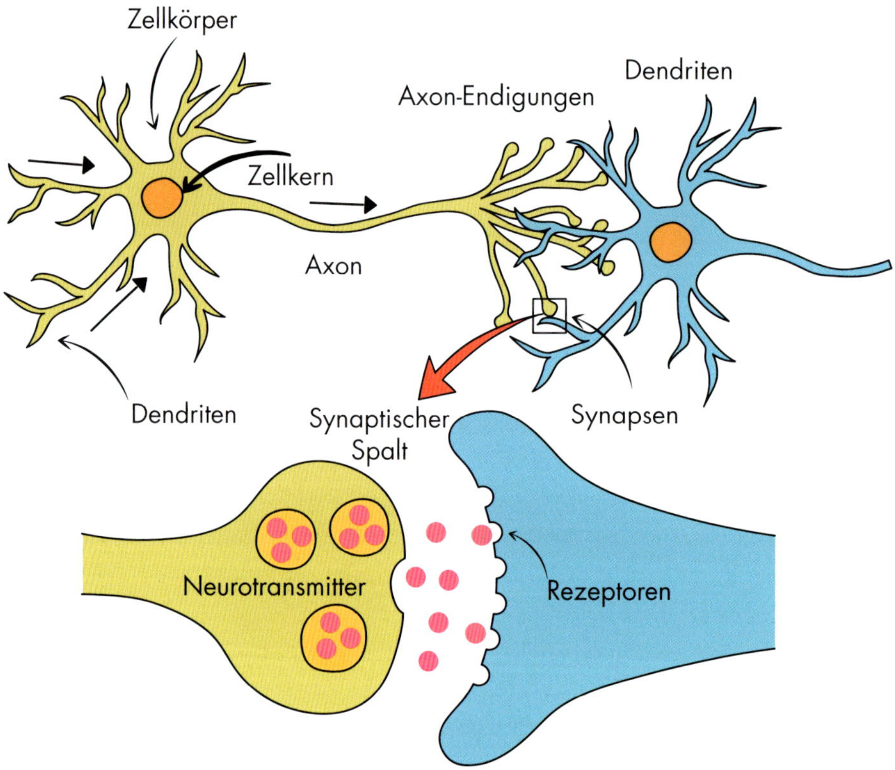

Das Axon ist ein länglicher Zellfortsatz, der oftmals von sogenannten Gliazellen umhüllt ist. Diese bilden eine Myelinscheide um das Axon herum und wirken wie eine elektrische Isolierung. Dies erlaubt eine sprunghafte Weiterleitung der elektrischen Signale und benötigt nicht nur weniger Energie, sondern beschleunigt auch die Weiterleitung.

Der Impuls wird bis zu den Axon-Endigungen übertragen, an deren Enden sich wiederum kolbenförmige Auftreibungen bilden. Sie sind Teil der Verbindung zwischen zwei Nervenzellen. Diese Verbindung nennen wir *Synapse.*

Synapsen bilden sich sowohl zwischen Axonen und den Zellkörpern anderer Nervenzellen als auch zwischen Axonen und *Dendriten.* Dendriten bilden bei vielen Typen von Nervenzellen einen dichten Baum, der dazu dient, Signale von möglichst vielen Nervenzellen zu empfangen. Die Signalübertragung auf eine andere Zelle geschieht in den meisten Fällen durch Abgabe und Aufnahme von chemischen Botenstoffen, sogenannten Neurotransmittern. Die Transmitter werden im Zellkörper oder in den Axon-Endigungen produziert und bei Erregung in den synaptischen Spalt ausgeschüttet. Sofern die empfangende Zelle die passenden Rezeptoren an ihrer Membran im synaptischen Spalt besitzt, können die ausgeschütteten Neurotransmitter hier andocken und die Rezeptoren vorübergehend öffnen. Abhängig von der Zahl der Rezeptoren entstehen dann Ionenströme, die ausreichend groß sind, um in der empfangenden Zelle wiederum Potenziänderungen herbeizuführen, die zu einem *Aktionspotenzial* führen können.

Welchen Effekt die Neurotransmitter dann tatsächlich haben, hängt von den Rezeptoren in der empfangenden Zelle ab. So kann der gleiche Neurotransmitter, zum Beispiel Acetylcholin im Skelettmuskel, eine erregende Wirkung erzeugen (also ein Aktionspotenzial fördern) und im Herzmuskel eine hemmende Wirkung haben (also einem Aktionspotenzial entgegenwirken). Für die vielfältigen Aufgaben in den verschiedenen Bereichen des Körpers gibt es jeweils Rezeptoren für den Transmitter Acetylcholin. In ähnlicher Weise können eine Menge weiterer Neurotransmitter agieren, wie Noradrenalin, Adrenalin, Glutamat, GABA, Glycin, Dopamin, Histamin und Serotonin, um nur einige der bekanntesten zu nennen.

Mindestens die Hälfte der Zellen im menschlichen Gehirn sind keine Nervenzellen. Es gibt daneben etwa genauso viele Gliazellen. Dies ist ein Sammelbegriff für Zellen, die sich strukturell und funktionell von den Nervenzellen abgrenzen lassen, aber wesentlich zur Funktionsweise von Nervenzellen beitragen. Daher findet man sie im gesamten Nervensystem. Sie bilden eine Art Stützgerüst und sind an der Aufrechterhaltung der *Homöostase* (Gleichgewicht in einem sich permanent in Veränderung befindlichen System) beteiligt. Das heißt, dass sie zur Flüssigkeitsregulation und Abfallentsorgung beitragen und den pH-Wert regulieren. Zudem sind sie auch direkt und indirekt an der Informationsverarbeitung im Gehirn beteiligt. Einerseits umwickeln sie Axone und isolieren sie, sodass deren Leitfähigkeit verbessert ist. Andererseits modulieren sie selbst auch die Verfügbarkeit von Neurotransmittern im synaptischen Spalt.

Die Verarbeitung und Weitergabe von Informationen

Nachdem wir nun zumindest in groben Zügen verstanden haben, wie einzelne Mitarbeiter miteinander sprechen, kommen wir zurück zur Eingangsfrage dieses Kapitels: Wie wird spezifische Information auf der Ebene von Teams – also Gruppen von Nervenzellen – verarbeitet? Die einzelne Nervenzelle kann nur einfachste Codes erzeugen. Erst das Netzwerk aus spezialisierten Mitarbeitern kann komplexere Inhalte generieren und diese dann mit anderen Abteilungen des Unternehmens teilen.

Die anatomische Lage und die Verbindungen sowie die genetische Ausstattung des einzelnen Neurons bestimmen, welche Informationen verarbeitet werden. Nervenzellen gehen nicht wahllos Verbindungen ein, sondern sie verknüpfen sich innerhalb bestimmter Bahnen. Dabei gibt es in der Regel keine Eins-zu-eins-Verbindungen. Durch seine vielen Axon-Endigungen und Synapsen kann ein Neuron die Information, die es empfängt, breit auf verschiedene Zielzellen streuen. Diese Zielzellen können in unterschiedlichen Regionen des Nervensystems liegen. Die Tatsache, dass der Signalstrom immer nur in eine Richtung fließt (von Dendriten zum Ende des Axons), erlaubt zusammen mit der Verbindungsspezifität einen eindeutigen Informationsfluss. So entstehen Netzwerke und Schaltkreise mit fest definierten Interaktionen, die jedoch zum Teil veränderbar sind. Netzwerke und miteinander interagierende Schaltkreise können wir uns als Teams von Mitarbeitern vorstellen. Sie bewältigen verschiedene Aufgaben wie Sehen, Hören oder Schmecken, aber auch Bewegungsplanung, Koordination und in noch wenig verstandener Weise höhere geistige Leistungen, zu denen nicht zuletzt auch die Bildung des Bewusstseins gehört.

Wie aus elektrischer Aktivität Bewegung wird

»... to move things is all that mankind can do«

Charles Sherrington, 1857–1952

Bereits 1924 ahnte Charles Sherrington, einer der großen Pioniere der Neurowissenschaften, dass alles, was wir als Menschen und Lebewesen tun können, darauf zurückzuführen ist, dass wir uns bewegen können – »ganz egal ob es darum geht, eine Silbe zu flüstern oder einen Wald zu fällen«. Es gibt nicht wenige Wissenschaftler, die behaupten, unser menschliches Gehirn habe sich aus evolutionärer Sicht vor allem für und durch die Bewegung in dieser Form entwickelt. Wie aber können wir unsere Muskeln aktivieren und was führt dazu?

Wenn wir über Muskeln im Allgemeinen sprechen, sind unsere quer gestreiften Willkürmuskeln gemeint. Im menschlichen Körper gibt es weitere Muskeltypen, zum Beispiel im Darm, in unseren Blutgefäßen und im Herzen. Skelettmuskeln setzen sich aus mehreren Muskelfaserbündeln zusammen, die jeweils von einer Hülle aus Bindegewebe, den sogenannten Faszien, umgeben sind. Jedes dieser Muskelfaserbündel besteht aus einzelnen Muskelfasern (siehe Abbildung Seite 32). Die Muskelfasern selbst setzen sich wiederum aus zahlreichen Muskelzellen zusammen. Muskelzellen enthalten als wesentlichen funktionellen Bestandteil des Muskels die zur Kontraktion fähigen Myofibrillen, die ihnen ihre charakteristische Querstreifung verleihen. Die Aufgabe des Nervensystems ist es, diese unabhängig voneinander kontraktilen Elemente so zu steuern, dass die richtige Spannung für die gewünschte Bewegung erzeugt wird.

Wie ein Muskel aufgebaut ist und Bewegung ermöglicht

Ein Muskel wird durchschnittlich von etwa 100 Motoneuronfasern gesteuert, deren Zellkörper im Rückenmark liegen. Jedes Axon dieser *Motoneurone* kann sich auf dem Weg zum Muskel weiter verzweigen. Am Muskel angekommen, fächert es sich so weit auf, dass es zwischen 100 und 1000 Muskelfasern entlang eines Muskels innerviert. Diese Gruppe von Muskelfasern nennt man *eine Muskeleinheit*. Zusammen mit dem Motoneuron bilden sie eine Motoreinheit oder motorische Einheit und damit die kleinste Einheit eines Bewegungsreizes.

Die Übertragung des Reizes durch das Motoneuron an die Muskelfasern geschieht über eine chemische Synapse wie oben beschrieben; diese wird beim Muskel *motorische Endplatte* genannt. Die Synapsen sind so geschaffen, dass jedes Aktionspotenzial im Motoneuron genügend Neurotransmitter – in diesem Fall Acetylcholin – in der Endplatte freisetzt, sodass dies ein Aktionspotenzial in der Muskelfaser erzeugt. Dieses Signal breitet sich entlang der Muskelfaser in beide Richtungen aus und sorgt dafür, dass der Muskel sich kontrahiert.

Die Kontraktion der Myofibrillen funktioniert folgendermaßen: Sie sind aus kleinen Einheiten aufgebaut, bestehend aus den Proteinen Myosin und Aktin, die sich bei Erregung aneinander entlangziehen und damit verkürzen. Myofibrillen sind in viele sehr kleine Baukästen unterteilt, die man *Sarkomere* nennt. Sie enden in stabilen Bindegewebsplatten, an denen die kontraktilen Elemente Myosin und Aktin befestigt sind. Eine große Zahl winziger Einzelkontraktionen führt demnach zur nach außen sichtbaren Gesamtkontraktilität eines ganzen Muskels.

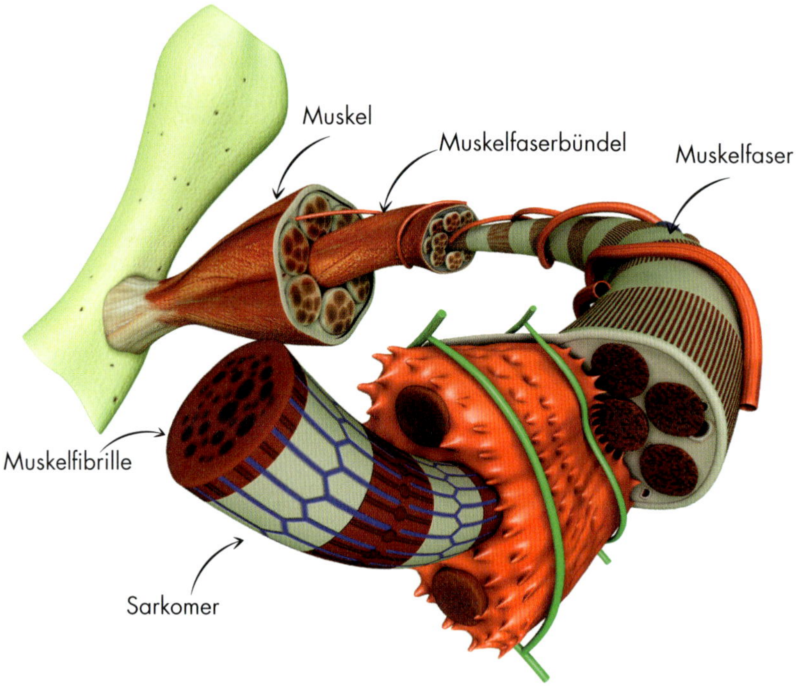

Die Bestandteile unseres Bewegungsapparates wie Muskeln, Sehnen, Faszien, Gelenkkapseln und Knochen werden nicht nur vom Nervensystem kontrolliert, sondern geben in der Art eines Regelkreises Informationen über die Position unserer Gliedmaßen im Raum an das Nervensystem zurück. Hierin liegt die sehr bedeutende Grundlage für jede Art von Balance.

Es gibt zwei prominente Arten von Rezeptoren, die an diesem Regelkreis beteiligt sind:

- **Muskelspindeln** befinden sich zwischen den Muskelfasern und registrieren eine Längenänderung des Muskels. Bei Dehnung senden sie ein Signal in die graue Substanz des Rückenmarks, das dann weiter an das Kleinhirn und den Thalamus gesendet wird.
- **Golgi-Sehnenorgane** funktionieren ähnlich wie die Muskelspindeln, befinden sich aber, wie der Name schon andeutet, nicht zwischen den Muskelfasern, sondern am Übergang zwischen Muskel und Sehne. Sie geben Informationen über die Dehnungswirkung auf die Sehne und damit auch über den Spannungszustand des Muskels zurück an das Rückenmark, die dann ebenfalls weiter ins Gehirn gesendet werden.

Beide Rezeptoren sind damit wichtig für die Kontrolle des Muskeltonus und dafür, unserem Nervensystem den Zustand der Muskeln zurückzumelden. So tragen diese Informationen dazu bei, dass unser Gehirn stets weiß, wie die Position unserer Körperteile zueinander und im Raum ist. Dies nennt man *Propriozeption*. Das Wort *proprio* bedeutet im lateinischen »eigen«, *recipere* bedeutet »aufnehmen« (Rezeption); daher bedeutet *Propriozeption* übersetzt »Eigenwahrnehmung«. Dieser Mechanismus ist essenziell für ein sicheres Gehen und Stehen und natürlich auch für die Balance im Zusammenhang mit Yoga.

Was passiert beim Dehnen?

von Dr. Christian Borchers

Ausreichende Muskelkraft und Dehnbarkeit sind zur Erhaltung von Wohlbefinden und Gesundheit von großer Bedeutung. Sie dienen darüber hinaus der Sicherheit bei der Ausführung praktisch jeder Bewegung. Beim Yoga kommt der Dehnung im Gegensatz zu den meisten Sportarten nicht nur vor oder nach der Betätigung, sondern auch während der Ausführung eine besondere Rolle zu.

Das Dehnen führt in der Muskulatur zu Mikroverletzungen. Unter anderem durch diese stimuliert es die Freisetzung verschiedener Hormone: Die Freisetzung von Wachstumshormonen, Cortisol, Testosteron, Dehydroepiandrosteron und insulinartigen Wachstumsfaktoren konnten als Effekt der Muskeldehnung vielfach demonstriert werden. Die typische, in der Sportphysiologie *Inter-set-Stretching* genannte Art des Dehnens beim Yoga macht es vermutlich besonders effektiv. Inter-set-Stretching bedeutet, dass Kraft- und Dehnübungen zusammen in einer Trainingseinheit ausgeführt werden. Dabei kommt es wahrscheinlich auch zu einem Umbau der Muskulatur hin zu mehr Effektivität und einer besseren Stabilität der Sehnen. In ihrer Summe führen diese Hormone zur Verbesserung unserer körperlichen Integrität, wirken Alterungsprozessen wie dem Verlust an Muskelmasse entgegen und erhöhen das Wohlbefinden.

Darüber hinaus steht Yoga seit Langem im Fokus wissenschaftlicher Studien zum Thema Selbsterneuerung. Auch wenn in diesem Zusammenhang noch viel Forschung zu leisten ist, so werden die therapeutischen Effekte des Yoga heute bereits in einer großen Bandbreite medizinischer Anwendungen von Diabetes über Krebs bis hin zu psychiatrischen Erkrankungen genutzt.

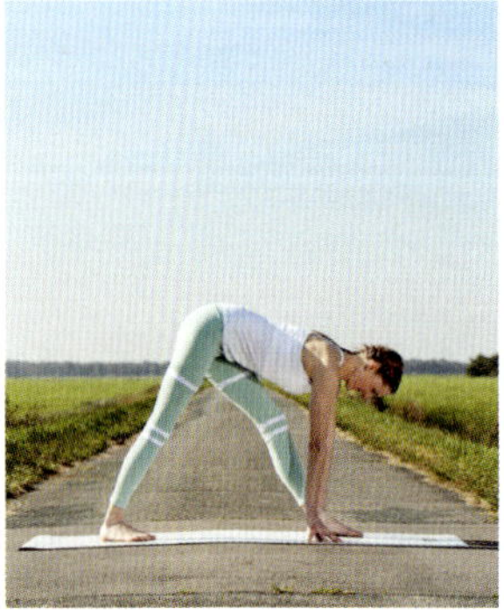

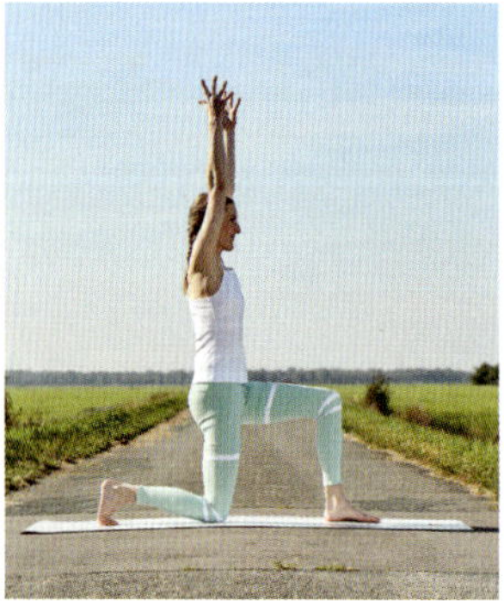

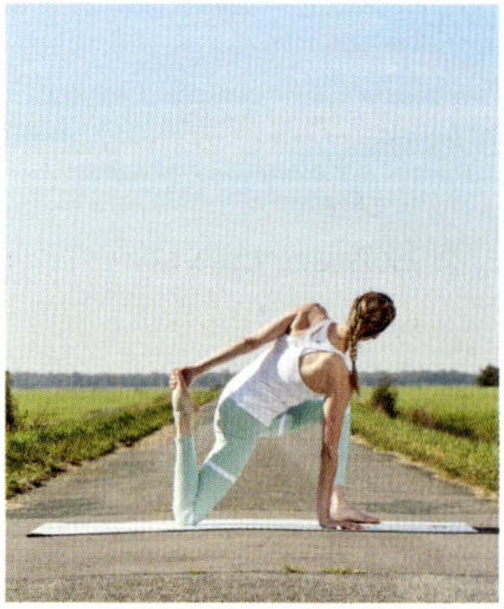

Was den CEO glücklich macht und was ihn stresst

Aus evolutionärer Sicht ist die Hauptaufgabe unseres Gehirns, unser Überleben zu sichern – die Schaffung von Sicherheit ist also Chefsache. Sie wird erzielt, wenn der CEO klare Signale bekommt, die eindeutig beziehungsweise unmissverständlich interpretierbar sind. Es ist zudem wichtig für das Überleben, sich verändernden Bedingungen anzupassen und Neues zu lernen. Dies ist eine der hervorstechenden Fähigkeiten von Homo sapiens und die wahrscheinlich wesentlichste Ursache für seinen evolutionären Erfolg: die besondere Lernfähigkeit. Es basiert auf der sinnvollen Verarbeitung von Erfolg und Misserfolg. Und dies gilt nicht nur für das bloße Überleben: Jedes Erfolgserlebnis wird als solches erkannt und aktiviert in unserem Gehirn eine Reaktion, die als Belohnung empfunden und gespeichert wird. Hierin liegt einer der grundlegendsten Mechanismen menschlichen Fühlens, Denkens und Handelns. Die Natur hat der Belohnung deshalb ein komplexes neuronales System zugeordnet. Seine Aktivierung verursacht – im positiven wie im negativen Sinne – das Erlernen von Verhaltensmustern. Bleibt Belohnung aus, so werden Verhaltensmuster ganz ökonomisch wieder abgebaut.

Bewegung lohnt sich

Kein CEO hält nicht benötigte Ressourcen unnötig lange im Unternehmen. Dagegen mag er es, wenn er seinem Handeln einen klaren Fokus geben kann, der Belohnung erwarten lässt. Wenn er seine bisherigen Erfahrungen dazu nutzen kann, gibt ihm das ein gutes Gefühl. Hierin liegt ein Schlüssel zum Verständnis von Yoga und seiner Philosophie: Wir können bewusst schädliche Muster durch das Erlernen neuer Muster verdrängen. Dies lässt sich besonders gut beim Erlernen neuer Bewegungsmuster beobachten.

Bewegung gibt dem CEO die Möglichkeit, Neues kennenzulernen, denn nur wer sich bewegt, ändert auch seine Position und damit die Sichtweise. Dies kann sowohl auf die jeweilige physische Situation – Position im Raum – wie auch übertragen auf höhere geistige Leistungen verstanden werden. Durch Bewegung erhält der CEO auch Feedback von seinen Mitarbeitern: Er erfährt, wie sie auf Änderungen reagieren und ob die Kommunikationsketten noch funktionieren. Um sich sicher zu fühlen, ist ihm viel daran gelegen, von seinem Umfeld akzeptiert zu werden. Positive Rückmeldungen von anderen bestätigen ihm, dass er auf dem richtigen Weg ist. Aus diesen Ausführungen folgt, dass der CEO eine Vielfalt an eingehenden Informationen integrieren und zu einer sinnvollen Interpretation führen muss. Ruhe ist dafür wesentlich: Neu entwickelte Verhaltensmuster müssen überprüft und bewertet werden. Sie zu einem Teil des Gedächtnisses werden zu lassen, braucht Zeit und gegebenenfalls Wiederholung. Gedächtnis ist, wie wir sehen werden, Gegenstand biochemischer Vorgänge, die nicht von jetzt auf gleich zum Abschluss kommen können.

Es ist trivial, dass Information in unserem Gehirn nicht als Text oder Bild abgelegt werden kann. Information steckt im spezifischen Muster der zeitlichen Aktivierung vieler Nervenzellen. Beginnen wir, uns anzuschauen, wie sich das Gehirn entwickelt und wie wir lernen, um zu verstehen, warum Verbindung einen solch großen Stellenwert hat.

Verbindungen machen den Unterschied

Bei der Geburt eines Säuglings hat sich die große Mehrheit der Nervenzellen im Gehirn bereits gebildet, etwa 100 Milliarden Neuronen. Dennoch hat das Gehirn erst etwa ein Viertel seines späteren Gewichts erreicht: Denn auch wenn die Nervenzellen bereits da sind, können sie zu einem großen Teil noch nicht sinnvoll miteinander kommunizieren. Die Zunahme von Gewicht und Größe im Verlauf des Heranwachsens eines Kindes ist auf die Zunahme von Verbindungen zurückzuführen sowie auf die zunehmende Ummantelung der Nervenbahnen durch Gliazellen. Durch ihre Ummantelung gewinnen die Nervensignale an Geschwindigkeit und Informationen können schneller aufgenommen und verarbeitet werden. In den ersten Monaten lernt der Säugling, Reflexe auszuprägen und grundlegende Bedürfnisse wie Hunger und Unwohlsein zum Ausdruck zu bringen. Bis zum Alter von zwei Jahren lernen Babys, ihren Oberkörper und ihre Gliedmaßen zu kontrollieren, sie erforschen die komplexe Koordination von Bewegungen und beginnen, sich mit Gegenständen zu befassen. In diesem Alter ist die Ummantelung der meisten Nervenfasern abgeschlossen und sie haben ihre endgültige Dicke erreicht.

Verbindungen zwischen den Nervenzellen werden jedoch noch lange weiter geschaffen: Mit zwei Jahren hat das Kind etwa so viele Synapsen wie ein Erwachsener und mit drei Jahren hat es etwa doppelt so viele; dies bleibt dann etwa bis zum zehnten Lebensjahr konstant. Neue Sinneseindrücke und das konstante Lernen bewirken an den Verbindungsstellen viel Veränderung. Es werden auch zahlreiche Verbindungen geschaffen, die später doch nicht mehr genutzt werden. So bauen sich diese offenbar nicht genutzten Verbindungen ab dem zehnten Lebensjahr wieder ab und andere Verbindungen, die häufiger genutzt werden, werden verstärkt. Das Gehirn stellt sich praktisch auf den Bedarf ein und baut sich so um, dass es die Energie sinnvoll einsetzt.

Ab dem Jugendalter verändert sich die Anzahl der Synapsen nicht mehr grundlegend. Dennoch bleibt das Gehirn ein flexibles Organ und passt sich unseren Bedürfnissen an, indem Verbindungen immer wieder geändert werden können. Es wird vermutet, dass sich im erwachsenen Gehirn allerdings nur in einigen wenigen Arealen neue Nervenzellen entwickeln. Lange Zeit wurde geglaubt, dass bei Erwachsenen im zentralen Nervensystem gar keine neuen Nervenzellen entstehen. Studien weisen allerdings darauf hin, dass es in begrenzten Bereichen des Gehirns, beispielsweise im Hippocampus (involviert in Lern- und Gedächtnisfunktionen), im Riechkolben (verarbeitet die Riechfunktion) und in einigen wenigen anderen Arealen Zellwachstum beim Menschen gibt – unabhängig vom Alter. Klar ist allerdings, dass die Gesamtanzahl der Zellen im zentralen Nervensystem sich beim Erwachsenen unter gesunden Bedingungen nicht mehr grundlegend verändert. Das, was sich durch Lernen verändert, sind die Verbindungen und damit auch, für welche Funktionen die Zellen und Areale im Gehirn genutzt und wie Informationen verarbeitet werden. Das betrifft sowohl die Verbindungen auf Netzwerkebene als auch die synaptischen Verbindungen zwischen einzelnen Zellen, die gestärkt werden, sich neu bilden oder auch zurückbilden können. Auch innerhalb der Zelle kann es molekulare Änderungen durch Lernprozesse geben. Und die Gliazellen tragen in ihren Funktionen ebenso stark durch Veränderungsprozesse zum Lernen bei.

Neuroplastizität ermöglicht uns Anpassung

Die Fähigkeit des Gehirns, sich durch Lernen zu verändern, wird *Neuroplastizität* genannt. *Plastizität* bedeutet wörtlich »Formbarkeit« und »Veränderbarkeit«. Die Lernfähigkeit des Gehirns wurde bereits 1949 durch den kanadischen Psychologen Donald Hebb beschrieben und wird heute als die Hebb'sche Lernregel bezeichnet: Wenn ein Axon des Neurons A nahe genug bei Neuron B liegt und es wiederholt und dauerhaft anregt, so wird die Effizienz von Neuron A für die Erregung von Neuron B durch Wachstumsprozesse oder Stoffwechseländerung in beiden oder einem der beiden Neurone erhöht. Kurz gesagt bedeutet dies laut Hebb: »What fires together, wires together« – was gleichzeitig angeregt wird, wird sich auch verbinden.

Wie wir am Beispiel der Entwicklung eines Kindes gesehen haben, bedeutet Lernen aber nicht nur das Schaffen von Verbindungen, sondern auch das Umlernen und Abschaffen von Verbindungen. Wir können zwischen verschiedenen Prozessen unterscheiden:

- **Expanding** (Aufbau): Neue Verbindungen werden geschaffen. Bestehende Informationen werden vernetzt und Zusammenhänge aufgebaut.
- **Tuning** (Intensivierung): Bestehende Verbindungen werden gestärkt.
- **Reconstructing** (Umlernen): Bestehende Lernergebnisse werden durch neue ersetzt. Dieser Prozess ist zeitintensiv und anstrengend.
- **Pruning** (Rückbildung): Verbindungen bilden sich zurück.

Wenn bestimmte Verbindungen geschaffen und Verhaltensmuster aufgebaut sind, können sie sehr energiesparend abgerufen und genutzt werden. Altbekannte Muster lösen deswegen Wohlgefühle in uns aus: Wir kennen das Muster und können recht gute Vorhersagen über die nächsten Schritte machen. Das gibt uns ein Gefühl von Sicherheit. Außerdem sind wir auf diese Muster auch in kritischen Situationen angewiesen, in denen schnell reagiert werden muss – wir sind dann vorbereitet. Gewohnheit lässt sich also neurowissenschaftlich durchaus erklären – wie auch die daraus resultierenden negativen Folgen: Es braucht viel Energie, einmal eingeübte Muster zu löschen und durch neue zu ersetzen. Es ist unbequem und verursacht negative Emotionen, denn wir handeln ja durchaus zunächst gegen das Belohnungsprinzip.

So wird auch deutlich, warum es für den CEO sehr schwierig ist, eingeübte Verhaltensmuster als schadhaft zu erkennen. Es ist Teil unserer Natur, zunächst den Weg des geringsten Widerstands zu wählen. Dennoch: Je mehr wir es eingeübt haben, uns von der Routine zu lösen, desto flexibler sind wir, auf Änderungen zu reagieren. Nicht erstaunlich ist daher, dass in Studien festgestellt wurde, dass die Anpassung bereits eingeübter Muster der effektivste Weg des Lernens ist. Die Schaffung vollständig neuer Muster braucht erheblich mehr Zeit und Energie. Es ist einfacher für uns, neue Informationen aufzunehmen, wenn uns der Kontext bereits bekannt ist. Unser Gehirn sucht stets eine Art Anker, um sich zu orientieren und neue Informationen in einen bekannten Kontext einzuordnen. Wenn wir also Neues lernen oder unsere Verhaltensmuster ändern wollen, ist es immer einfacher, uns an bekannten Dingen zu orientieren oder neue Fertigkeiten mit bekannten Fertigkeiten zu verknüpfen. Beispielsweise wird es einer Person leichter fallen, Yogahaltungen zu erlernen, die bereits durch andere Sportarten wie Surfen oder Turnen ein gutes Körpergefühl entwickelt hat.

Eindeutigkeit und Zuverlässigkeit sind gute Eigenschaften

Unser CEO ist glücklich, wenn er eindeutige Signale bekommt und Bekanntes wiedererkennt. In den letzten 20 Jahren der neurowissenschaftlichen Forschung hat sich herauskristallisiert, dass eines der fundamentalen Prinzipien der Funktionsweise unseres Gehirns die Vorhersage ist. Dies gilt sowohl für die Wahrnehmung nach außen wie auch nach innen. Unser Gehirn ist permanent damit beschäftigt, einen Abgleich durchzuführen zwischen dem vorhergesagten Muster, unserer Erwartung, und dem tatsächlich wahrgenommenen Muster. Auch wenn wir uns dessen nicht immer bewusst sind, beeinflusst dies unser Verhalten und unsere Bewegungen. Um Vorhersagen zu treffen, greift unser Gehirn auf frühere Erlebnisse und abgespeicherte Muster zurück. Ein Beispiel soll dies verdeutlichen: Wir wollen über eine Straße gehen. Beim Annähern an die Ampel nimmt das Gehirn wahr, wie die Ampelfarbe auf Grün umspringt und wie heranfahrende Autos langsamer werden. Es macht Vorhersagen darüber, ob die Autos an der richtigen Stelle stoppen, ob unsere Ganggeschwindigkeit und unsere Stabilität uns ein sicheres Überqueren in der geschätzten Zeit erlauben. Auf dieser Basis trifft es genau in diesem Moment die Entscheidung, weiterzugehen. Im gesamten Prozess wird diese Entscheidung an das Wahrgenommene angepasst, sie kann also von Augenblick zu Augenblick je wieder anders aussehen.

Über das Gefühl von Sicherheit und Angst

Um zuverlässige Vorhersagen treffen zu können, braucht unser Gehirn nicht nur die Erfahrung, sondern auch zuverlässige Eingangssignale. Mit seiner Reifung passt unser Gehirn sich daran an, mit der natürlichen Ungenauigkeit unserer Sinneswahrnehmungen umzugehen. Dennoch kann es hier je nach Situation zu Abweichungen kommen, die

Momente der Unsicherheit darstellen. Der passende Umgang mit solchen Unsicherheiten ist sehr individuell und unterliegt vielen Einflussfaktoren. Unser Gehirn ist dabei durchaus so weit entwickelt, uns auf das Ausmaß an Unsicherheit im jeweiligen Kontext aufmerksam zu machen. So entsteht zum Beispiel Angst. Sie dient nüchtern betrachtet dazu, uns zu warnen.

Wie wichtig das Gehirn die Aufgabe der Sicherheit nimmt, veranschaulicht der Schreckreflex, der sich bereits mit vier Monaten im Kleinkind entwickelt. Typischerweise wird die körperliche Reaktion als eine Flexor-Bewegung beschrieben, also ein Einrollen, vom Kopf über den Rumpf bis zu den Beinen sowie einer Lidschlussreaktion zum Schutz der Augen. Je nach Stärke des Schrecks kann man häufig ein Ducken des Kopfes beobachten, zusammen mit hochgezogenen und nach vorne gerundeten Schultern, um den Hals zu schützen. Der auditive Schreckreflex, also eine Schreckreaktion basierend auf einem ungewöhnlich lauten Geräusch, wird so schnell ausgelöst, dass eine Muskelaktivität innerhalb von 100 Millisekunden und eine Reaktion der Augenmuskeln innerhalb von etwa 50 Millisekunden gemessen werden kann.

Angst kann sehr unterschiedlich auf das Gehirn wirken und verschiedene Arten von Stress verursachen. So unterschiedlich die Situationen und Reaktionen darauf sein mögen, so vielseitig sind auch die neurobiologischen Mechanismen und ihr Wirken. Eine bereits erläuterte Rolle dabei spielen Neurotransmitter wie Noradrenalin, Dopamin und Serotonin, und Peptide und Hormone wie Cortisol. All diese Substanzen wirken in unterschiedlichen Bereichen des Gehirns und auch außerhalb des Nervensystems.

Über Flow und Balance

Auch wenn der CEO gerne das Gefühl hat, alles im Blick zu haben und damit alle potenziellen Gefahren einschätzen zu können, kann er seine Aufmerksamkeit in der Regel nicht gut teilen. Die Filtertheorie der Aufmerksamkeit geht davon aus, dass die gleichzeitige Verarbeitung von Informationen in unserem Gehirn eingeschränkt ist. Echtes Multitasking kann das Gehirn nicht leisten, ohne Leistungseinbußen dafür in Kauf zu nehmen. Denn jede Aufgabe benötigt einen klaren Fokus. Wenn man versucht, mehrere Aufgaben »gleichzeitig« zu bewältigen, wird das Gehirn eher zwischen diesen Aufgaben hin und her springen, anstatt diese tatsächlich gleichzeitig zu verarbeiten. Dies kostet Zeit und Energie. Multitasking ist also zumeist eine Selbsttäuschung. Nur wenn eine der Handlungen ganz automatisch abläuft und keine kognitiven Ressourcen benötigt – etwa das Spazierengehen während eines Telefonats –, dann ist Multitasking möglich und eventuell sogar effizient.

Das Gehirn bevorzugt meist einen klaren Fokus und am besten eine Aufgabe, die weder zu einfach noch zu schwer ist. Wenn wir uns ganz auf diese Aufgabe fokussieren, dann können wir in einen Zustand kommen, den wir in der Yogaszene heute als »Flow« kennen. Dieses Flow-Gefühl stellt sich dann ein, wenn wir einer körperlichen oder geistigen Arbeit nachgehen, auf die wir uns voll konzentrieren, die klare Ziele hat und uns vermittelt, dass wir den Anforderungen gewachsen sind. Es ist essenziell, dass diese Aufgabe nicht so leicht für uns ist, dass wir keine Fehler mehr machen. Überlagern uns dagegen Stress und Frustration durch zu viele Fehler, so wirkt sich dies hemmend auf das Lernen aus. Unser Belohnungssystem ist dann nicht mehr ausreichend aktiv. Wenn wir uns genau in diesem Fenster zwischen Herausforderung und Leichtigkeit befinden, verschwinden unsere Ängste und Sorgen um uns selbst und das Gefühl für Zeitabläufe wird vermindert. Diese Beschreibungen werden durch Erkenntnisse experimenteller Studien bestärkt.

Mittels funktioneller Bildgebung haben Forscher um die Arbeitsgruppe von Georg Grön und Martin Ulrich gezeigt, dass Bereiche unseres Gehirns, die essenziell für negative Emotionen sind, bei einem Flow-Erleben deaktiviert sind. Die Amygdala zum Beispiel ist der Bereich des limbischen Systems (siehe Seite 20), der eher mit Gefühlen von Angst und dem Erleben negativer Emotionen in Verbindung gebracht wird. Dazu passt, dass ihre Aktivität während des Flow-Erlebens geringer ist. Der mediale präfrontale Kortex ist ein Bereich, der mit selbstreflektiertem Denken assoziiert wird und besonders bei Grübelneigung und Depression aktiv ist. Allerdings beschäftigt sich auch das Gehirn von gesunden Personen beim Nichtstun oft mit sich selbst, begleitet von negativen Emotionen. Man geht davon aus, dass die Abnahme der Aktivität in diesem Kortexareal eine der Haupteigenschaften des Flow-Erlebens ausmacht, nämlich eine Verminderung der selbstreferenziellen Informationsverarbeitung (gemeint ist die Grübelneigung um eigene Belange) und negativer Affekte wie Scham oder Angst.

Sportliche Betätigung wirkt sich positiv auf das Gehirn aus

Unumstritten ist, dass sich regelmäßige Bewegung positiv auf das Gehirn auswirkt. Man kennt den Ausdruck, dass man durch Sport und Yoga »den Kopf frei bekommt«. Was bei Bewegung und Sport passiert, ist vermutlich ähnlich wie im Flow. Das Gehirn kann nicht nichts tun. Selbst im Ruhezustand und im Schlaf gibt es eine gewisse Grundaktivität. Durch Aktivität der motorischen Areale und möglicherweise auch durch Koordinationsanforderungen geben wir unserem Gehirn einen Fokus. Es gibt einige Hinweise darauf, dass, ähnlich wie bei einem Flow-Erleben, präfrontale Kortexareale durch sportliche Betätigung inhibiert, das heißt in ihrer Aktivität deutlich gehemmt werden und es dadurch zu einer Stimmungsaufhellung kommt. Nach dieser Theorie werden die Ressourcen in den Hirnarealen hochreguliert, die für die Bewegungsausführung notwendig sind, wohingegen die Ressourcen in denjenigen Arealen herunterreguliert werden, die für die emotionale und kognitive Verarbeitung zuständig sind.

Viele Studien zeigen, dass sportliche Betätigung uns nicht nur mental nützt, sondern sich auch positiv auf das Altern, auf die Konzentrationsfähigkeit und unsere Gedächtnisfunktion auswirkt. Es wird vermutet, dass regelmäßige körperliche Aktivität auch den Hormonhaushalt positiv beeinflusst und den Abbau von Dopamin verlangsamt. Dopamin wirkt stimmungsaufhellend, ist aber auch wesentlich für präfrontale kognitive Prozesse und fördert die Konzentration. Andere Studien vermuten, dass regelmäßiger Sport die Neuroplastizität begünstigt, indem Neurotrophine wie BDNF freigesetzt werden. BDNF ist ein Wachstumsfaktor, der Neurone und Synapsen schützt und ihr Wachstum fördert.

Regeneration und Ruhepausen

Wer etwas leistet, muss sich auch regenerieren. Wir alle kennen den wohltuenden Effekt von Ruhe und Schlaf, und es ist allseits bekannt, dass ausreichend Schlaf sich positiv auf die Lern- und Konzentrationsfähigkeit auswirkt.

Wie sieht es aber mit dem Lernen von Bewegungen und motorischen Fähigkeiten aus? Auch hier wurde gezeigt, dass Schlaf und Ruhephasen förderlich sind, um explizite motorische Sequenzen zu lernen. Die hierfür nötigen Mechanismen sind noch nicht vollends verstanden, aber viel deutet darauf hin, dass Sequenzen in Ruhephasen in kortikalen Arealen sowie im Hippocampus wiederholt werden, ohne dass die Bewegungen tatsächlich ausgeführt werden. Es gibt Hinweise darauf, dass die Bewegungssequenzen direkt nach der Übung bei wacher Ruhephase mental wiederholt werden, allerdings in etwa 20-facher Schnelligkeit und zwar sowohl in der Originalreihenfolge als auch rückwärts.. Wenn man also direkt nach der Übung für einige Minuten nichts tut, sich ausruht und keine neuen sensorischen Eindrücke aufnimmt, dann scheint das Gehirn die Sequenzen noch einmal durchzugehen. Dies scheint der Konsolidierung im Gedächtnis zu dienen und verbessert die Fähigkeiten bei der nächsten Übung. Vor dem Hintergrund der bereits ausgeführten biochemischen Prozesse beim Lernen wird dies nur allzu verständlich.

Eine Ruhephase nach einer aktiven, körperlichen Yogaeinheit einzubauen, kann also auch aus neurowissenschaftlicher Sicht sinnvoll sein, um dem Gehirn die Möglichkeit zu geben, die Erfahrung zu konsolidieren, ohne sie direkt mit weiteren Reizen zu überlagern. Im Yoga dient dazu die abschließende Entspannungsphase, das Savasana.

Indem wir unseren CEO etwas genauer kennenlernen, bekommen wir eine Idee davon, wie eng das Körperliche mit dem Mentalen zusammenhängt. Warum aber ist unsere Wahrnehmung so eng mit unserem Körper verbunden? Und wie genau ist der Körper im Gehirn abgebildet? Darauf gehen wir im nächsten Kapitel ein.

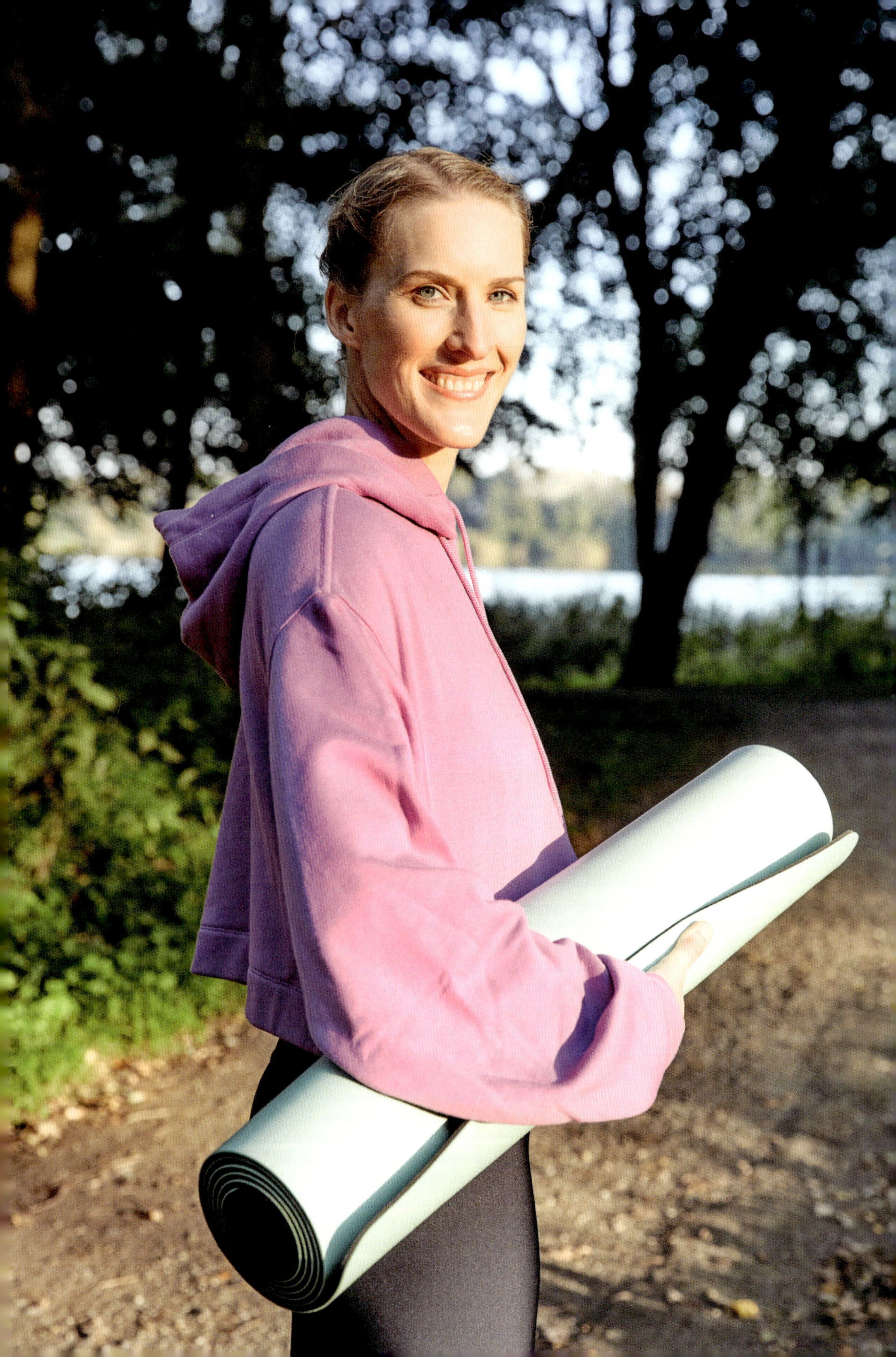

Wahrnehmung und Bewegung

Neuronale Regelkreise und ihre Bedeutung

Das Gehirn nimmt Eingangssignale aus der Innen- und Außenwelt auf, interpretiert diese, trifft dann Entscheidungen und produziert als Ergebnis eine Reaktion jeglicher Art. Natürlich ist diese Darstellung stark vereinfachend. Sie stellt aber eine gute Grundlage für die folgende Betrachtung der Zusammenhänge zwischen neuronalen Regelkreisen und unserer Yogapraxis dar:

Stellen wir uns einen Yogaschüler vor, den wir Yogunculus nennen. Yogunculus ist in einer Yogastunde, hört Instruktionen und sieht den Yogalehrer/die Yogalehrerin (im Folgenden vereinfachend Yogalehrer genannt). Yogunculus' Gehirn nimmt auditive und visuelle Signale auf. Er fühlt die Dehnung und die Kraft in seinen Muskeln, er bewegt seinen Arm aus seinem Blickfeld hinaus und fasst mit seiner Hand an den Fuß. Dabei nimmt er wahr, wo sich genau seine Hand und sein Fuß im Raum befinden, obwohl er beides nicht sehen kann. Yogunculus nimmt seinen eigenen Körper im Raum wahr (Propriozeption) und steuert seine Bewegung zielgenau. Er probiert das Gleiche auf der anderen Seite und trifft seinen Fuß nicht direkt mit seiner Hand. Sein Gehirn registriert einen Fehler. Mit erhöhter Aufmerksamkeit versucht er es noch einmal und findet seinen Fuß. Yogunculus bewertet seine Wahrnehmung und korrigiert daraufhin seine Bewegung. Er schaut zu seinem Fuß und spreizt die Zehen. Er merkt, dass es ihm leichter fällt, die Zehen voneinander zu trennen, wenn er auf seine Zehen schaut und sich darauf konzentriert; er nutzt die visuelle Aufmerksamkeitslenkung.

Der Yogalehrer wendet sich Yogunculus zu und hilft ihm mit gezielten Korrekturen, in eine optimalere Ausrichtung zu gelangen. Yogunculus spürt, wie der Yogalehrer sein Becken an einer Seite etwas nach unten kippt und dann in Position hält. Das gibt Yogunculus ein besseres Gefühl für seinen eigenen Körper. Yogunculus verarbeitet die sensorischen Signale und versucht daraufhin, seine motorische Steuerung zu präzisieren.

Nun schlägt der Yogalehrer vor, dass er eine Übung für den Handstand machen solle. Der Handstand macht ihm schon immer Angst und er spürt sofort den Schweiß an seinen Händen – vielleicht sogar auf der Stirn. Yogunculus' Gehirn bewertet blitzschnell jede Situation und schätzt diese Übung als Gefahr ein. Der Sympathikus bereitet Yogunculus auf eine Herausforderung vor. Möglicherweise assoziiert Yogunculus' Gehirn den Handstand mit einer Erinnerung an eigene gescheiterte Versuche oder von Beobachtungen anderer, die dazu führen, dass diese Situation als unsicher eingestuft wird. Vielleicht aber spürt Yogunculus' Gehirn auch, dass einer der Schultermuskeln nicht unterstützend mitarbeitet, um das Schultergelenk in Position zu halten. Dies führt dazu, dass sein Gehirn ihn warnt. Es produziert Angst. Yogunculus hält einen Moment inne. Er spürt, dass seine Schultern stark genug sind, und der Yogalehrer bestätigt ihn, dass er die Kraft für diese Übung habe. Yogunculus entschließt sich, die Übung zu versuchen, und spürt, dass es geht. Es fühlt sich toll an.

Yogunculus' Gehirn schüttet nach diesem Erfolgserlebnis entsprechende Neurotransmitter zur Belohnung aus. Dennoch steckt ihm das Gefühl von Angst noch »in den Knochen«. Yogunculus ist geduldig mit sich selbst und weiß, dass Veränderung Zeit braucht. Er nimmt sich vor, diese Übung häufiger anzugehen. Er hat festgestellt, dass das gute Zureden des Yogalehrers ihm geholfen hat. Yogunculus nimmt sich vor, das nächste Mal selbst an sich zu glauben. Er hat gesehen, dass er es kann, und er hat gespürt, welchen Effekt die richtige Einstellung auf sein Gehirn hat.

Die Beschreibung dieser Abläufe soll verdeutlichen, dass unsere Yogapraxis zu einem sehr großen Teil aus Selbstwahrnehmung und Reaktion besteht. Unsere Wahrnehmung und Bewegungssteuerung hängen stark zusammen und sind aufeinander abgestimmt.

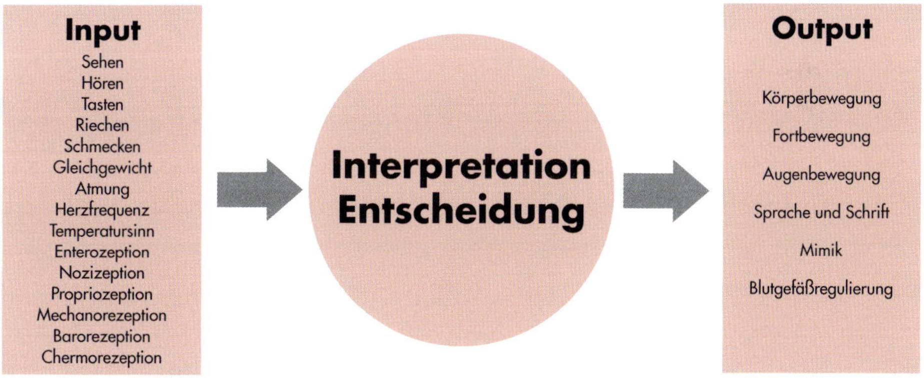

Yoga hält nicht nur den Körper fit

An dieser Stelle sei betont, dass wir uns in diesem Kapitel schwerpunktmäßig auf die körperliche Yogapraxis, auch *Asanas* genannt, beziehen, auch wenn Yoga natürlich weitaus mehr ist (siehe Kapitel »Yoga und unsere Anpassungsfähigkeit«). Viele Yogarichtungen sind sehr körperfokussiert und viele Yogaschüler und -schülerinnen finden den Weg zum Yoga über die körperliche Yogapraxis. In diesem Kapitel wollen wir verstehen, warum das so ist. Zum anderen können wir durch Bewegung nicht *nicht* unser Gehirn beeinflussen. Daher ist es umso wichtiger, zu verstehen, wie wir Bewegungen produzieren. Durch regelmäßige Bewegung und Yogapraxis können wir nicht nur unseren Körper fit halten und Alterungsprozesse verzögern, sondern das Gleiche gilt auch für unser Gehirn.

In unserer beispielhaften Yogastunde mit Yogunculus haben wir schon viele der Eingangs- und Ausgangssignale unseres Modells kennengelernt (siehe Abbildung vorige Seite). Das Gehirn braucht verlässliche Eingangssignale, um gute Entscheidungen zu treffen. Im Umkehrschluss können wir sagen: Eine Handlungsplanung kann immer nur so gut sein, wie die Qualität der Eingangssignale und die Faktoren, die die Entscheidung beeinflusst haben. Dies wollen wir nun in diesem Kapitel vertiefen, um zu verstehen, wie Wahrnehmung und Bewegungssteuerung funktionieren und wie sehr unser Denken mit unserem Körperbild verknüpft ist.

Über unsere Sinne

Wenn wir an Wahrnehmung denken, dann fallen uns als Erstes unsere bekannten fünf Sinnesorgane ein: Mund, Nase, Augen, Ohren und die Haut. Über diese Organe können wir mittels spezieller Sensoren (auch oft Rezeptoren genannt) Reize aus unserer Umgebung aufnehmen. Diese Reize sind unter anderem Licht, Schall, Temperatur, Druck, Bewegung und chemische Reize. So erhalten wir Informationen über unsere Umgebung.

Unsere Sinnesorgane können diese Reize innerhalb eines bestimmten Spektrums aufnehmen. Nur dann, wenn die ankommenden Reize sich innerhalb des Spektrums befinden, in dem das entsprechende Sinnesorgan sie verarbeiten kann, können sie auch in adäquater Weise zentral verarbeitet werden. Ein Beispiel sind Schall- oder Lichtwellen innerhalb bestimmter Frequenzbänder. Die entsprechenden Rezeptoren in dem Sinnesorgan – hier Ohren oder Augen – reagieren und bilden ein sogenanntes Rezeptorpotenzial. Dieses Signal wird auf weitere Zellen übertragen, die Aktionspotenziale erzeugen können und damit das Signal an Hirnareale weiterleiten, die sie interpretieren. Infrarotstrahlung oder Ultraschall beispielsweise können vom menschlichen Auge beziehungsweise Ohr nicht wahrgenommen werden. Auch elektrische und magnetische Felder kann der Mensch in der Regel nicht wahrnehmen.

Neben der Wahrnehmung unserer Umgebung haben wir auch Sinnesorgane, die Informationen über den Zustand unseres eigenen Körpers übermitteln. Diese Innen- und Eigenwahrnehmung ist besonders für unsere Yogapraxis relevant.

Die Welt im Innen und Außen

In Patanjalis Yogasutra, einem der bedeutendsten Grundlagenwerke des Yoga, werden die acht Glieder des Yoga beschrieben. Das fünfte Element dieser acht Glieder heißt *Pratyahara* und bedeutet »das Zurückziehen der Sinne«. Es heißt, dass Pratyahara eine Brücke sei, die vom Außen ins Innen führt. Damit ist die Verstärkung der Eigenwahrnehmung gemeint, die entstehen kann, wenn wir uns von Außenreizen distanzieren. Unser Bewusstsein erscheint dann klar und losgelöst von äußeren Eindrücken. Vielmehr ist es dann der »Geist«, der die Sinne beherrscht. Pratyahara ist die Vorstufe von Dharana, der Konzentration auf einen bestimmten Gegenstand. Dieser kann abstrakt oder konkret sein und sich auch auf einen Punkt im Körper beziehen oder auf den Atem.

Die acht Glieder des Yoga nach Patanjali

Mit den acht Gliedern beschrieb Patanjali vor über 2000 Jahren den Weg und das Ziel von Yoga. Heute existieren eine Menge von Übersetzungen und Interpretationen seines Yoga Sutra aus dem Sanskrit. Es gilt nach wie vor als das philosophische Basiswerk aller Yogarichtungen. Das höchste Ziel des Yoga ist ihm zufolge die Selbstverwirklichung oder Erleuchtung. Diese Begriffe werden im Yoga Sutra als Befreiung von der durch die Wahrnehmung der Außenwelt entstehenden Selbsttäuschung beschrieben. Die acht Glieder sollen uns beim Erreichen dieses Ziels helfen.

1. **Yamas**: Regeln im Umgang mit unserer Umwelt. Da wir als Mensch in Gemeinschaft leben, dienen diese Regeln der Befreiung von Gewohnheiten, die uns selbst, aber auch anderen schaden. Die folgenden Unterpunkte gehören zu den Yamas:
   - **Ahimsa** ist die Gewaltlosigkeit. Gemeint ist der wohlüberlegte, gewaltlose Umgang mit allen Lebewesen (einschließlich sich selbst) in Gedanken, Worten und Taten.
   - **Satya** bedeutet Wahrhaftigkeit. Dies meint, die Wahrheit zu sprechen, sofern sie nicht schädigend ist. Ebenso ist Satya die Aufrichtigkeit und Loyalität anderen und auch sich selbst gegenüber.
   - **Asteya** bedeutet, nicht zu stehlen. Dabei geht es sowohl um geistiges als auch um materielles Eigentum.
   - **Brahmacharya** wird oft mit Enthaltsamkeit übersetzt; hiermit ist nicht zwangsläufig die sexuelle Enthaltsamkeit gemeint. Oft wird Brahmacharya mit Zurückhaltung und einem bewussten Umgang mit Menschen und Dingen beschrieben, die zur Konzentration auf das Wesentliche führen.
   - **Aparigraha** bedeutet Nichtanhaftung oder das Fehlen von Gier nach Besitz. Es ist gemeint, dass man weder Menschen ausnutzt noch unnötig viel Materielles ansammelt. Denn Besitz bedeutet Last und Verpflichtung.
2. **Niyamas**: Regeln im Umgang mit uns selbst. Auch hierzu gibt es fünf Grundsätze:
   - **Saucha** meint Sauberkeit und Reinheit. Es sind sowohl die körperliche als auch die geistige Hygiene gemeint sowie die Nahrungsaufnahme.
   - **Santosha** bedeutet innere Zufriedenheit. Dies bezieht sich auf Genügsamkeit und Bescheidenheit und die Wahrnehmung des Positiven im Leben im Gegensatz zur Fokussierung auf das Negative.
   - **Tapas** wird assoziiert mit Hitze und Disziplin. Ein stetes Dranbleiben und eine gewisse Strenge sind hilfreich, um langfristig seinen Weg zu verfolgen.
   - **Svadhyaya** heißt Selbsterforschung. Durch die Selbstreflexion und das Hinterfragen unseres Selbst lernen wir.

- **Ishvara Pranidhana** bedeutet Hingabe. Wörtlich ist die Hingabe an Gott oder die Schöpfung beschrieben. Es sind aber auch das Urvertrauen und Loslassen von Kontrolle gemeint.

3. **Asanas**: Körperliche Übungen – in der westlichen Welt sind sie für viele der wesentliche Teil der Yogapraxis. *Asana* bedeutet wörtlich »Sitz«. Die Yogahaltungen sollen den Körper kräftigen und ihn ausgeglichener machen, sodass er für die Meditation vorbereitet wird. Eine Asana soll gleichermaßen die Qualität von Stabilität und Leichtigkeit haben.
4. **Pranayama**: Atemübungen; bewusste Regulierung und Vertiefung der Atmung durch Achtsamkeit und beständiges Üben. Der Atem und der Geist beeinflussen sich gegenseitig. Durch die Beherrschung des Atems werden Körper und Geist zusammengeführt.
5. **Pratyahara**: Zurückziehen der Sinne; Bewusster Umgang und Kontrolle der Sinne durch das Üben des Sich-nach-innen-Richtens.
6. **Dharana:** Konzentration; willentliche und bewusste Ausrichtung der Konzentration auf einen konkreten oder abstrakten Gegenstand. Dies kann beispielsweise ein Punkt im Körper oder in der Umgebung sein, der Atem oder ein Mantra. Dharana wird als Vorstufe der Meditation gesehen.
7. **Dhyana:** Meditation; hält der Zustand der Konzentration ohne Abschweifen an, so kommen die Aktivitäten des Geistes zur Ruhe.
8. **Samadhi:** die innere Freiheit/die Erleuchtung; die Verwirklichung des höheren Selbst und Freiheit von allen äußeren Bedürfnissen; Zustand der reinen Erkenntnis und Glückseligkeit.

Außenwahrnehmung

Wir trennen im Folgenden zwischen Außenwahrnehmung, Innenwahrnehmung und Eigenwahrnehmung. Diese Trennung ist nicht exakt. Es handelt sich um eine konzeptuelle Kategorisierung. Der Begriff »Außenwahrnehmung« bezieht sich auf alle wahrnehmbaren Signale, die von außerhalb des Körpers kommen. Dies sind im klassischen Sinn die fünf Sinne: Sehen, Hören, Tasten/Fühlen, Riechen und Schmecken. Die ersten drei genannten sind für die Yogapraxis die relevanteren; daher gehen wir im Weiteren etwas detaillierter auf sie ein.

Die visuelle Wahrnehmung

Über die visuelle Informationsverarbeitung weiß man heute sehr viel, deswegen an dieser Stelle nur ein kurzer Abriss. Unsere Augen stellen den Ort der physikalischen Lichtverarbeitung dar. Sie sind sozusagen eine Art Lochbildkamera. Das Licht wird durch die Linse gebündelt und fällt dann durch den Glaskörper hindurch auf die Netzhaut. Dort gibt es zwei verschiedene Typen von Fotorezeptoren: Stäbchen und Zapfen. Die Zapfen sind für das Farbsehen zuständig und ermöglichen eine hohe Auflösung. Die eher in der Peripherie der Netzhaut angesiedelten Stäbchen hingegen sind bei weniger Lichtenergie erregbar, das heißt, sie erlauben das Sehen im Dunkeln. Jedoch ermöglichen sie eine geringere Auflösung der Bildinformation. An der Netzhaut gibt es nur einen kleinen Bereich, der mit einer sehr hohen Dichte an Zapfen bedeckt ist: die Fovea. Die Fovea ermöglicht uns das scharfe Sehen und das Erkennen von Details, jedoch nur in einem Ausschnitt von etwa zwei Grad unseres gesamten Gesichtsfelds. Der Rest des Gesichtsfelds bleibt weniger scharf und ist auch auf das Erkennen von Bewegung spezialisiert. Im Alltag merken wir das nicht, da unsere Augen durch extrem schnelle Reflexe die Fovea fixieren.

Über weitere Zellen senden die Fotorezeptoren die visuellen Signale über den Sehnerv über Zwischenstationen in den visuellen Kortex (Abbildung Seite 53). Wie die motorischen und sensorischen Verarbeitungsbahnen kreuzen auch die visuellen Nervenfasern zum Teil auf dem Weg in die Hirnrinde die Mittellinie, sodass die Informationen aus unserem linken Gesichtsfeld in der rechten Hemisphäre verarbeitet werden und andersherum aus dem rechten Gesichtsfeld in der linken Hemisphäre. Der visuelle Kortex ist retinotop aufgebaut, das bedeutet, dass nebeneinander abgebildete Punkte auf der Netzhaut auch im Kortex nebeneinanderliegen. Allerdings wird die Bildinformation im Vergleich zur Außenwelt horizontal und vertikal gespiegelt.

Im visuellen Kortex werden zunächst Informationen wie Form, Orientierung, Farbe und Bewegung verarbeitet. Erst in weiteren Verarbeitungsschritten in verknüpften Hirnarealen werden diese Eindrücke interpretiert. Der sogenannte Was-Pfad, der in Richtung des Temporallappens projiziert, ist für die Verarbeitung von Objekten und Gesichtern zuständig. Der Wo-Pfad, der sich in den parietalen Kortex ausdehnt, verarbeitet räumliche visuelle Signale sowie auch Bewegungen (siehe nächste Abbildung).

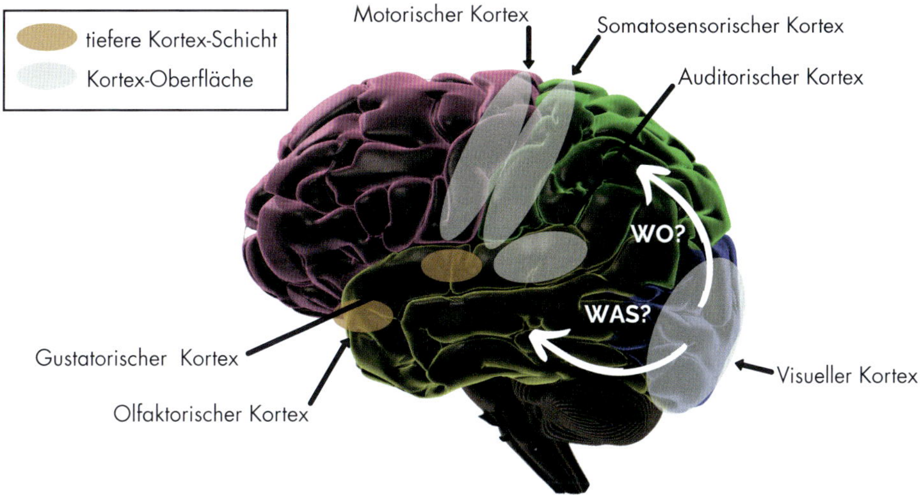

Ein eindrückliches Experiment

Weil wir nur einen sehr kleinen Teil unserer Umgebung mit hoher Auflösung wahrnehmen, kommt der Aufmerksamkeitslenkung große Bedeutung zu. In der Regel richten wir unsere Aufmerksamkeit auf jenen Teil des visuellen Felds, den wir fixieren, und stellen diesem Teil maximale visuelle Verarbeitungsressourcen zur Verfügung. Die Wissenschaftler Daniel Simons und Christopher Chabris zeigten dies sehr anschaulich in ihrem Experiment von 1999. Den Probanden wurde ein Video gezeigt, auf dem zwei Gruppen – eine mit heller und eine mit dunkler Kleidung - Bälle hin und her spielten. Die Probanden hatten die Aufgabe, die Anzahl der Pässe zu zählen. Mitten im Ablauf lief ein als Gorilla verkleideter Mensch durch die beiden Gruppen hindurch, trommelte in der Mitte auf seiner Brust und verschwand dann wieder langsam aus der Bildfläche. Die meisten Menschen nahmen den Gorilla nicht wahr, wenn sie sich tatsächlich auf das Zählen der Pässe fokussierten. Dieser Effekt wird *unbewusste Blindheit* (inattentional blindness) genannt und gern auch von Zauberkünstlern genutzt.

Das Originalvideo steht der Allgemeinheit im Internet zur Verfügung. Es kann sehr anschaulich sein, diese Aufgabe mit Mitmenschen durchzuführen, die von dem Gorilla noch nichts wissen. Sobald wir etwas in der Peripherie des Gesichtsfelds erwarten, sorgt unsere Aufmerksamkeit dafür, dass wir dies auch wahrnehmen. Dabei kann es zu Ablenkungseffekten kommen. Achten wir beispielsweise in diesem Experiment bewusst darauf, den Gorilla wahrzunehmen, kann es leicht passieren, dass wir uns bei der Anzahl der Pässe verzählen. Unsere Aufmerksamkeitsressourcen sind begrenzt und werden stark durch unsere Wahrnehmung beeinflusst.

Die auditive Wahrnehmung

Unsere Ohren sind besondere Organe, denn sie vermitteln uns eigentlich zwei unterschiedliche Sinne. Bekannt sind sie für das Hören. Daneben aber beinhaltet das Innenohr wichtige Organe zur Erzeugung unseres Gleichgewichtssinnes und zur Wahrnehmung von Bewegungen. Unter anderem sind dies die rechtwinklig zueinander angeordneten knöchernen Bogengänge. Über das Gleichgewicht sprechen wir im Abschnitt »Eigenwahrnehmung« detaillierter.

Das Hören geschieht durch die Übertragung des Schalls: Über das Trommelfell wird der Schall auf die Gehörknöchelchen übertragen; diese modulieren das Signal, das dann in die Hörschnecke gelangt. In der Hörschnecke befinden sich Haarsinneszellen, die je nach Frequenz des Schalls an unterschiedlichen Punkten der Schnecke ausgelenkt werden. Durch die Auslenkung der Haarzellen entsteht ein Rezeptorpotenzial, welches dann über mehrere Zwischenstationen in die primäre Hörrinde übermittelt wird (siehe Abbildung auditorischer Kortex auf Seite 53).

Auch bei der Verarbeitung von Hörreizen spielt unsere Aufmerksamkeit eine große Rolle. Wer kennt diesen Effekt nicht: Man hat einen Hörbeitrag laufen und stellt nach einer Weile fest, dass man gar nicht wirklich zugehört hat. Oder der Yogalehrer/die Yogalehrerin hat etwas erklärt, aber man war noch mit der Ausrichtung der Schulter beschäftigt und hat die Information nicht aufnehmen können. Noch schwieriger wird es, wenn es sogar verschiedene Quellen gibt. Dies kennen wir von Partys, wenn wir uns nicht entscheiden können, welchem Gespräch wir uns anschließen, und versuchen, beiden zuzuhören. Nach kurzer Zeit stellen wir fest, dass dies nicht funktioniert. Inhaltlich können wir nur eine Quelle wirklich verarbeiten. Allerdings können wir nicht nur auf der Basis von physikalischen Merkmalen wie anhand einer Stimme, sondern auch über semantische Merkmale wie beim Hören unseres Namens entscheiden, welcher Quelle unsere Aufmerksamkeit folgt.

Die somatosensorische Wahrnehmung

Unsere Wahrnehmung über die Haut, also das Tasten und Fühlen, wird *somatosensorische Wahrnehmung* genannt. Genau genommen umfasst das somatosensorische System sowohl den Tastsinn als auch das Temperaturempfinden, die Nozizeption (vereinfacht: Schmerzsinn) sowie die Propriozeption (Eigenwahrnehmung des Körpers). An dieser Stelle gehen wir zuerst näher auf die Oberflächensensibilität ein. Diese wird über Rezeptoren vermittelt, die in sehr unterschiedlicher Dichte über unsere gesamte Hautfläche verteilt sind: Mechanorezeptoren, Thermorezeptoren und Nozizeptoren.

Über die Mechanorezeptoren nehmen wir Berührung, Druck und Vibration wahr. Diese machen einen Großteil der Oberflächensensibilität aus. Die Thermorezeptoren tragen zur Temperaturerfassung bei und liegen in der Haut und im Körperinneren, wobei ihre Dichte viel geringer ist als die der Mechanorezeptoren. Nozizeptoren sind freie Nervenendigungen, die in der Haut Gewebeschädigungen jeglicher Art als Resultat einer Kaskade von Botenstoffen vermelden, die bei unterschiedlichen Formen von Schädigungen lokal ausgeschüttet werden. Diese Schädigungen können mechanischer (wie Schnittwunden oder Quetschungen) oder chemischer Natur (wie Verätzung durch Säure) sein oder auch durch hohe oder sehr tiefe Temperaturen verursacht werden.

Die Signale der Nozizeptoren werden vom Gehirn oftmals als Schmerz interpretiert; daher werden sie auch vereinfacht *Schmerzrezeptoren* genannt. Das Wort *nocere* kommt aus dem Lateinischen und bedeutet »schaden«. Die Interpretation dieser Signale findet allerdings erst im zentralen Nervensystem statt und muss nicht zwangsläufig zur Wahrnehmung von Schmerzen führen. Je nachdem, um welche Art von Reiz beziehungsweise Reizintensität es sich handelt, werden die Signale über unterschiedliche Fasern an das Rückenmark geleitet und von dort ins Gehirn unter anderem zum somatosensorischen Kortex (siehe Abbildung Seite 53). Die unterschiedlichen Nervenfasern sind der Grund, warum verschiedene Arten von Schmerzen unterschiedlich schnell wahrgenommen werden. Einige der Nozizeptoren senden ihre Signale über sogenannte C-Fasern. Diese Fasern sind unmyelinisiert (siehe Seite 28: Axone mit Myelinschicht) und übertragen die Signale vergleichsweise langsam. Daher spüren wir Schmerz oft erst etwas verzögert. Die Dichte der Mechano- und Nozizeptoren auf der Haut variiert je nach Körperregion stark. Die Dichte an Rezeptoren auf der Hautoberfläche ist am höchsten an den Fingerspitzen und der Hand und am geringsten am Fußrücken und an den Waden.

Innenwahrnehmung

Die Außenwahrnehmung lässt sich relativ leicht abgrenzen und beschreibt die fünf Sinne, die wir in der Schule gewöhnlich kennenlernen. Die Innenwahrnehmung hingegen lässt sich nicht so eindeutig abgrenzen. Im Folgenden ist mit Innenwahrnehmung die Wahrnehmung von Signalen aus dem Inneren des Körpers gemeint, die uns helfen, den Zustand unseres Körpers zu erfassen. Dies kann bewusst oder unbewusst erfolgen.

Die Innenwahrnehmung lässt sich in grobe Teilbereiche gliedern: Der Begriff »Viszerozeption« meint Informationen von unseren inneren Organen. Hiervon abgegrenzt wird die Verarbeitung von Herz-Kreislauf-Informationen (wie dem Blutdruck), die Wahrnehmung autonomer Reaktionen (wie der Körpertemperatur), die Wahrnehmung von Durst und Hunger, die Nozizeption (vereinfacht: Schmerzempfindung) vom Inneren des Körpers sowie die Propriozeption, über die wir im Abschnitt zur Eigenwahrnehmung im Detail sprechen werden.

Anders als die Signale von der Oberfläche des Körpers, die vorwiegend im somatosensorischen Kortex verarbeitet werden, werden die interozeptiven Signale (Interozeption ist die Wahrnehmung der Signale aus dem Körper) unter anderem in die Inselrinde geleitet. Es wird angenommen, dass dort auch die Integration mit anderen Signalen erfolgt, um ein gemeinsames Bild über den Körper zu erstellen – bestehend aus visuellen, auditiven, vestibulären (den Gleichgewichtssinn betreffend, siehe Seite 57), somatosensorischen und propriozeptiven Informationen. Zudem erhält die Inselrinde Informationen aus dem Hypothalamus und aus der Amygdala. Daher wird davon ausgegangen, dass die Inselrinde das bewusste Wahrnehmen von homöostatischen Informationen erlaubt und diese dann auch mit Emotionen koppelt. Zudem scheint die Inselrinde eine große Rolle bei der Schmerzwahrnehmung zu spielen.

Eigenwahrnehmung

Nun wissen wir, mit welchen Sinnen wir unsere Umgebung und wie wir den inneren Zustand unseres Körpers wahrnehmen. Aber wie nehmen wir eigentlich uns selbst wahr? Auch wenn es sich dabei größtenteils ebenso um Interozeption (Innenwahrnehmung) handelt, scheint es sinnvoll, in einer eigenen Kategorie auf diese Fragen einzugehen. Denn die Eigenwahrnehmung ist das, was für unsere Yogapraxis eine besonders große Rolle spielt. Dabei läuft sie in unserem Alltag zumeist unbewusst ab. Zum einen erhalten wir Hinweise über die Lage und Haltung unseres Körpers durch unseren Gleichgewichtssinn, die vestibuläre Wahrnehmung. Zum anderen spielt die Propriozeption eine große Rolle für die Eigenwahrnehmung, wie der Name schon ausdrückt, denn *proprio* kommt aus dem Lateinischen und bedeutet »Eigen-«. Die Propriozeption erlaubt uns nicht nur eine Erfassung unserer Körperhaltung und Gelenkstellungen, sondern gibt uns auch Feedback über unsere Muskelaktivierung und -dehnung. Die Propriozeption ermöglicht gemeinsam mit der vestibulären, visuellen und taktilen Wahrnehmung unsere physische Balance und die Kontrolle der Körperhaltung.

Der Gleichgewichtssinn

Das vestibuläre System versorgt uns mit Informationen über unseren Körper in Relation zur Erdanziehung und über Bewegungsrichtung und -beschleunigung. Dabei kann das System zwischen linearen und Rotationsbewegungen unterscheiden. Dieser Teil des Gleichgewichtssinns ist Teil unseres Innenohrs in Gestalt des sogenannten Labyrinthorgans. Dort befinden sich drei Bogengänge, die fast senkrecht zueinander stehen und dadurch Winkelbeschleunigungen des Kopfes in den drei Raumrichtungen erkennen können. Zusätzlich gibt es im Innenohr die Makulaorgane, die lineare Bewegungen und Lageänderungen des Kopfes erkennen können.

Wie auch in der Hörschnecke, wird die Bewegung über die Auslenkung von Haarzellen innerhalb der sie umgebenden Flüssigkeit erfasst. Grund ist die Trägheit dieser Flüssigkeit. Der so entstehende mechanische Reiz löst in den Haarzellen ein Aktionspotenzial aus. Die Signale aus den Haarzellen werden über Nervenfasern in den Hirnstamm weitergeleitet. Hier gibt es vier Vestibulariskerne, in denen die Verarbeitung mit andersartigen Sinneseindrücken erfolgt. So ist unser Gleichgewichtssinn eng verknüpft mit dem visuellen, propriozeptiven, motorischen und okulomotorischen (für Augenbewegungen) System. Dies ist eine wesentliche Voraussetzung für die Sicherheit von Stand und Gang. Durch seine Verknüpfung mit den Kerngebieten, die die Muskulatur der Augen steuern, spielt das vestibuläre System auch für die Koordination von Blick- und Körperbewegungen eine große Rolle. Besonders hervorzuheben ist der vestibulookuläre Reflex (kurz VOR). Dieser Reflex ist eine Hirnstammfunktion und sorgt dafür, dass sich die Augen bei Kopfdrehungen koordiniert in die entgegengesetzte Richtung bewegen, sodass der Blick fixiert werden kann und das visuelle Abbild damit stabil bleibt.

Die Propriozeption

Anders als unser Gleichgewichtssinn hat die propriozeptive Wahrnehmung kein eindeutig lokalisierbares Sinnesorgan. Die Rezeptoren der propriozeptiven Wahrnehmung sind über den gesamten Körper verteilt. Die Propriozeptoren liegen allerdings nicht an der Hautoberfläche, sondern in den Muskeln, Sehnen und Gelenken (siehe Seite 31 ff.: auch

Kapitel »Wie aus elektrischer Aktivität Bewegung wird«). Daher wird die Propriozeption auch *Tiefensensibilität* genannt. Sie ermöglicht, dass wir unsere Körperbewegungen, die Stellung unserer Gelenke und damit auch die Position unserer Gliedmaßen im Raum sowie den Kraft- und Spannungsgrad der Muskeln bestimmen können, ohne dass wir auf unser visuelles System angewiesen sind. Zusammen mit taktilen und vestibulären Informationen gelingt uns so eine sehr genaue Wahrnehmung unseres Körpers im Raum, selbst wenn wir uns bewegen.

»Herr Doktor, im Liegen geht's!« – Schwindel und seine Rolle in der Yogapraxis

von Dr. Christian Borchers

Wenn wir im Sonnengruß aus der Vorbeuge zum Stehen kommen, kann es passieren, dass es uns kurzzeitig schwarz vor Augen wird. Schwindel ist eine fast alltägliche Wahrnehmung. Meist sind es kurze Situationen des Innehaltens, die bei jedem Menschen zum Beispiel im Zusammenhang mit raschem Aufstehen, Müdigkeit oder fiebrigen Erkältungen auftreten. In der Regel handelt es sich um leichte und rasch ausgleichbare Schwächen in der Regulation von Blutdruck und Puls.

Es gibt eine Vielzahl unterschiedlich schwerwiegender Formen von Schwindelwahrnehmungen. Schwindel im speziell neurologischen Sinne ist grundsätzlich eine Folge einer Störung des Informationsflusses zum Gehirn, hier vor allem des propriozeptiven Feedbacks.

Schwindel durch zentrale Nervenschädigung entsteht, wenn das Gleichgewicht zwischen Hirnstammstrukturen gestört wird: Dies sind vor allem die Vestibulariskerngebiete (siehe Seite 57), die die Informationen aus den Bogengangorganen im Innenohr erhalten. Die Folge ist das Empfinden eines unbeherrschbaren Drehens, das mit Übelkeit verbunden ist und mehr oder weniger die Fähigkeit nimmt, scharf zu sehen. Dieser Zustand wird als sehr bedrohlich empfunden, führt er doch zu einem vollständigen Verlust der Orientierung im Raum sowie der Fähigkeit, sich aufrecht zu halten. Die Ursachen dafür sind zahlreich.

In ähnlicher Weise kommt das Gefühl für links und rechts aus dem Takt, wenn die diesen Kerngebieten vorgeschalteten Organe im Innenohr versagen. Auch hier entsteht ein massiver Drehschwindel. Allerdings ist dieser meist episodisch und damit nicht dauerhaft belastend. Obwohl die Ursache meist harmlos ist, werden diese Episoden dennoch als beängstigend empfunden.

Schwindelarten durch periphere Nervenschädigung sind die häufigste Ursache für Schwindel in der neurologischen Praxis. Diese sind durch einen Mangel an Information aus dem sensiblen peripheren Nervensystem bedingt, wie er durch Schädigungen der Nerven an den Beinen oder näher zum Kopf gelegenen Nervenbahnen entsteht. Dieses Problem ist leider so häufig wie das einer ungesunden Lebensweise: Denn es sind unter anderem die Folgen von Übergewicht, mangelnder Bewegung und übermäßigem Alkoholgenuss, die neben einer Vielzahl seltener Ursachen ebendiese Nerven schädigen.

Die Entstehung der Schwindelwahrnehmung ist ebenso einfach wie fatal – wenn der Kopf nicht weiß, wie die Füße stehen, meldet er Schwindel. Es ist dies eine der vielfältigen Situationen, in denen der Patient seinem Arzt meldet: »Herr Doktor, im Liegen geht's.« Denn im Sitzen und Liegen sind wir für ein Gefühl der Sicherheit nicht so sehr auf die Rückmeldung unserer Beine angewiesen.

Bei der Behandlung von Schwindel kommt der Yogapraxis ein wachsender Stellenwert auch in Kreisen der Medizin zu. Die in diesem Buch dargestellten Zusammenhänge zwischen Neuroanatomie und Yoga machen deutlich, dass das Zusammenspiel zwischen Informationsfluss aus dem Körper, den Augen und den Ohren auf der einen Seite und der sich daraus ergebenden Bewegungssteuerung im beständigen Fokus der Yogapraxis steht. Yogaübungen werden in zunehmendem Maße zum therapeutischen Instrument in der Neurorehabilitation. Aus Sicht eines Neurologen sollten sie aber einen noch größeren Stellenwert in der Prävention haben: Die Yogapraxis hält buchstäblich die Balance und somit das Gegenteil von Schwindel aufrecht.

Im Alltag nutzen wir die Propriozeption ständig, das meiste davon geschieht unbewusst. Lernen wir neue motorische Fähigkeiten, so sind wir auf vielfältige Feedbackmechanismen angewiesen, die vor allem aus dem Bereich der Propriozeption stammen. Wenn wir zum Beispiel zum ersten Mal die Tiger-Haltung (siehe folgende Übung) auf der Yogamatte ausprobieren und dabei vom Vierfüßler mit einer Hand unseren Fuß hinter unserem Rücken ergreifen wollen, dann ist dieser manchmal schwer im Raum zu verorten. In ähnlicher Weise brauchen wir das propriozeptive Feedback, wenn wir mit geschlossenen Augen auf die Nasenspitze zeigen oder, schwieriger noch, beide Zeigefinger aufeinander zubewegen wollen.

Die Tiger-Haltung

1. Beginne im Vierfüßlerstand. Die Schultern sind direkt über den Händen, die Hüftknochen über den Knien. Ziehe gefühlt die Hände auf der Matte in Richtung deiner Knie und aktiviere deine tiefe Bauchmuskulatur. Die Wirbelsäule ist in der natürlichen Ausrichtung.
2. Lasse deinen Rücken kontrolliert mithilfe deiner Bauchspannung in ein sanftes Hohlkreuz sinken. Das Steißbein zeigt dann Richtung Decke. Du kannst den Blick sanft nach vorne richten; der Nacken bleibt lang.
3. Löse vorsichtig diagonal eine Hand und einen Fuß von der Matte. Beuge dein Knie und fasse mit deiner Hand an deinen Fuß. Du kannst dann den Zug des Fußes nutzen, um kontrolliert den Brustbereich mehr zu öffnen. Höre dabei auf deinen Körper und gehe nur so weit, wie sich die Haltung für dich gut anfühlt. Du solltest den Atem dabei entspannt fließen lassen können.
4. Löse die Hand kontrolliert vom Fuß, setze Hand und Fuß wieder auf der Matte ab, um in die Ausgangsposition zurückzukommen. Wiederhole die Übung auf der anderen Seite.

Wenn du deinen Fuß beim Ergreifen nicht direkt triffst, ist das nicht ungewöhnlich, wenn du es das erste Mal versuchst. Schaue zu deinem Fuß und wiederhole die Übung.

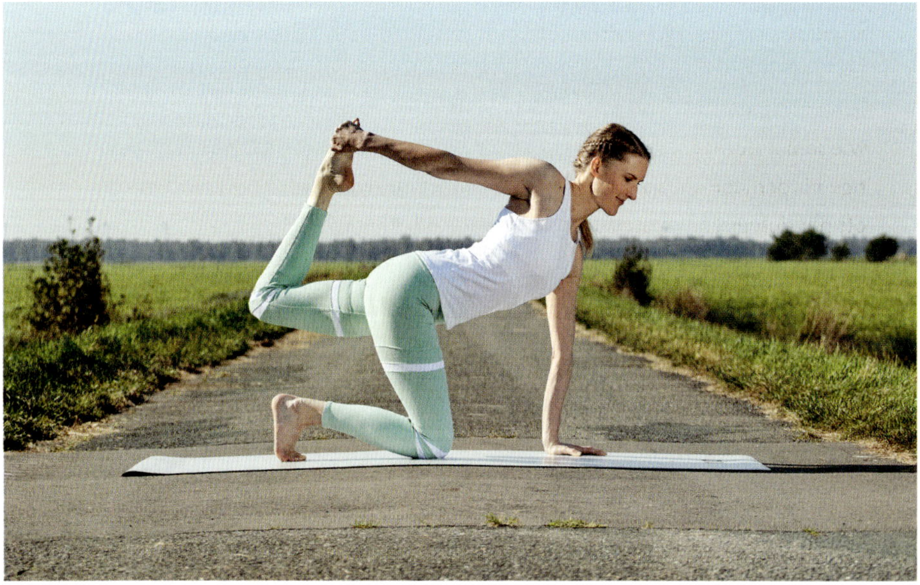

Durch das wiederholte Üben, Hinschauen und Fokussieren auf eine bestimmte Bewegung verinnerlichen und erlernen wir ihren Ablauf. Dieses Zusammenspiel aus Propriozeption und Motorik kann auf jegliche Form von Bewegung übertragen werden. Denn immer, wenn wir unseren Körper bewegen, bilden sich automatisch Feedbacksignale. Die dabei entstehenden Schleifen beziehungsweise Regelkreise beinhalten eine ganze Reihe anatomischer Relais: Es gibt zwei grundlegende Wege. Der Trakt, der uns die Propriozeption bewusst wahrnehmen lässt, projiziert die Signale über das Rückenmark und den Thalamus in den somatosensorischen und dann in weitere kortikale Areale. Der somatosensorische Kortex wiederum ist stark mit dem benachbarten motorischen Kortex sowie mit parietalen Arealen verknüpft, die für die räumliche Verarbeitung und die Integration von Motorik und Augenbewegung zuständig sind.

Der zweite Trakt leitet die propriozeptiven Signale vom Rückenmark in das Kleinhirn. Die Abläufe, die Kleinhirn, Hirnstamm und Teile des Mittelhirns umfassen, treten nicht auf die Ebene unseres Bewusstseins. Dies ist zum Beispiel wichtig, wenn wir über einen Weg mit groben Kieseln gehen. Wir müssen nicht jedes Detail des Bodens bewusst erfassen, um den nächsten Schritt zu planen. Propriozeptives Feedback unter Einbeziehung tief gelegener Reflexkreise helfen uns dabei, Stabilität im Stand und Gang innerhalb kürzester Zeit herzustellen. Genau dabei spielt das Kleinhirn eine große Rolle, nämlich bei der Feinabstimmung unserer Bewegungen sowie auch beim motorischen Lernen. Das Feedback aus unserem Körper ist für diese Feinabstimmung essenziell.

Da die Propriozeption auf Signalen aus dem Inneren des Körpers beruht, wird sie klassisch zur Interozeption gezählt. Es gibt zahlreiche Studien, die einen Zusammenhang zwischen beeinträchtigter Interozeption und verschiedenen Krankheitsbildern wie somatoformen Störungen (körperliche Beschwerden, für die sich keine eindeutige körperliche Ursache finden lässt), Autismus oder auch Essstörungen sehen, die oft physiologisch unzureichend erklärbar sind. Hierauf gehen wir im Weiteren noch einmal genauer ein. An dieser Stelle möchte ich vor allem betonen, dass es genau die Innenwahrnehmung ist, die wir durch die Yogapraxis trainieren und verfeinern. Die Wichtigkeit der Wahrnehmung unseres eigenen Körpers wurde sicherlich lange Zeit unterschätzt, jedoch gibt es immer mehr Hinweise darauf, dass sie für einen gesunden Geist eine ebenso große Rolle spielt wie für einen gesunden Körper.

Überblick Sinne der Außen- und Eigenwahrnehmung

Sinn	Sinnesorgan	Rezeptor	Reiz	Verarbeitungsregion
Sehen	Auge	Fotorezeptor	Licht	Visueller Kortex
Hören	Ohr	Mechanorezeptor (Haarzelle in der Hörschnecke)	Schall	Auditiver Kortex
Fühlen	Haut	Mechanorezeptor, Thermorezeptor, Nozizeptor	Berührung, Druck, Vibration, Temperatur, chemische Substanz	Somatosensorischer Kortex
Riechen	Nase	Chemorezeptor (Zilien)	Chemische Substanz	Olfaktorischer Kortex
Schmecken	Zunge	Chemorezeptor (Geschmackspore)	Chemische Substanz	Gustatorischer Kortex
Gleichgewicht	Ohr	Mechanorezeptor (Haarzelle in den Bogengängen und Macula)	Translations- und Rotationsbewegung	Vestibularkerne im Hirnstamm und multisensorische Kortexareale
Propriozeption	Muskeln, Sehnen, Gelenke	Muskelspindeln, Golgi-Organ	Zustandsänderungen des Bewegungs- und Halteapparats	Somatosensorischer Kortex, Kleinhirn und multisensorische Kortexareale

Multisensorische Wahrnehmung

Im Alltag nehmen unsere unterschiedlichen Sinne viele verschiedene Signale gleichzeitig wahr. Selten sehen wir etwas, ohne im gleichen Moment etwas zu hören. Sobald die Signale im Gehirn angekommen sind, werden sie integriert, verglichen und bewertet. So erhalten wir einen Eindruck darüber, was in der Außen- und Innenwelt abläuft. Die Wahrnehmungen über die verschiedenen Sinne werden uns im Alltag selten voll bewusst: Wenn wir uns unterhalten, hören wir unserem Gegenüber zu und nehmen gleichzeitig seine oder ihre Gesichts- und Körpersprache wahr. Oder wir fahren Auto, nehmen die Umgebung visuell wahr und hören gleichzeitig dem Radiosprecher zu. Auch wenn unser Gehirn die verschiedenen Reize gleichzeitig verarbeitet, fällt es uns dennoch schwer, uns bewusst auf mehrere Signale mit gleicher Intensität zu konzentrieren. Oft merken wir das gar nicht, weil unser Gehirn auch Signale verarbeitet, wenn sie uns nicht unbedingt bewusst sind und wir dann sehr schnell unseren Fokus wechseln können, wenn es notwendig wird. Unser bewusster mentaler Fokus jedoch liegt meistens nur auf der Verarbeitung eines »Kanals«.

Visuelle Dominanz

Je nach Situation nutzt das Gehirn die vorhandene Erfahrung und gewichtet die Zuverlässigkeit der Signale. Das gilt insbesondere, wenn die Signale nicht eindeutig zusammenpassen, sondern eigentlich unterschiedliche Informationen übermitteln. Im Zweifel wird die Zuverlässigkeit der visuellen Information immer höher gewichtet als beispielsweise die Zuverlässigkeit auditiver Eindrücke. Aus Erfahrung weiß das Gehirn, dass das, was man über die Augen wahrnimmt, ein genaueres Abbild der Realität gibt als auditive Signale, bei denen eine Täuschung eher möglich ist.

Ein bekanntes Experiment, das die Dominanz der visuellen Wahrnehmung beschreibt, ist die sogenannte Gummihand-Illusion. Dieses Experiment von den US-amerikanischen Forschern Matthew Botvinick und Jonathan Cohen aus dem Jahre 1998 wurde aufgrund seiner spannenden Ergebnisse unzählige Male wiederholt und hat zu vielen Folgestudien geführt. Sie nutzten den folgenden Aufbau: Eine Person sitzt an einem Tisch. Der linke Arm wird aus ihrem Gesichtsfeld durch eine Trennwand verborgen. In ihrem Gesichtsfeld liegt ihre rechte Hand sowie eine Gummihand, die relativ täuschend echt ihre linke Hand imitiert. Der linke Oberarm wird verdeckt, sodass die Gummihand mit dem eigenen Körper verbunden sein könnte. Der Experimentator streicht dann mit einem Pinsel oder einem ähnlichen Gegenstand über die Finger, und zwar über die echte linke Hand und über die Gummihand. Hierbei ist wichtig, dass dies synchron passiert, zeitlich sowie auch räumlich, das heißt, die gleichen Finger an beiden Händen, der echten sowie der Gummihand, müssen gleichzeitig berührt werden. Die Versuchsperson spürt die Berührungen auf der linken Hand, aber sieht die Berührungen auf der Gummihand. Diese Wahrnehmungen verschmelzen nach kurzer Zeit, sodass der Versuchsperson der Eindruck vermittelt wird, die Gummihand sei die eigene.

Ein variables Selbstbild

Diese Studie zeigt zwei Dinge sehr deutlich: Erstens glauben wir unserer visuellen Wahrnehmung mehr als unserer propriozeptiven Wahrnehmung – zumindest wenn auch taktile Reize den visuellen Reiz bestätigen. Und zweitens: Unser Bild von unserem Körper sowie das Wissen, dass dieser Körper zu uns gehört (im Englischen wird dies *»body ownership«* genannt), sind offensichtlich sehr variabel. In einer weiteren Studie einer chinesischen Forschungsgruppe wurde Probanden der Selbsteindruck vermittelt, vier Hände zu besitzen, wenn Bewegungen im gleichen Muster durchgeführt und taktile Stimuli synchron präsentiert wurden.

Mindestens genauso beeindruckend sind die Ergebnisse einer Forschergruppe aus Italien um Francesca Garbarini. Hier wurde untersucht, ob sich die motorische Erregbarkeit der Hand, die aus dem Gesichtsfeld verschwunden ist, verändert. Da Ergebnisse des obigen Experiments gezeigt hatten, dass wir durch die Gummihand-Illusion die »verschwundene Hand« nicht mehr so stark als zu unserem Körper zugehörig wahrnehmen, hatten sie die Vermutung, dass sich dies auch auf die Erregbarkeit des motorischen Kortex auswirkt. Denn was nicht zu uns gehört, können wir auch nicht bewegen. Warum also sollte sich das Gehirn dann vorbereiten, die Hand zu bewegen? Genau diesen Effekt konnten benannte Forscher nachweisen: Unter der Illusion, dass die verdeckte Hand nicht oder weniger wahrscheinlich zum eigenen Körper gehört, reduziert das Gehirn die Erregbarkeit der motorischen Areale, die eine Handbewegung initiieren könnten. Dies deutet daraufhin, dass die eigene Bewegung des Körpers mit dem Selbstbild und der Selbstwahrnehmung des Körpers sehr eng gekoppelt ist.

Für unsere Yogapraxis können wir daraus ableiten, dass unser Gehirn stark geprägt ist, visuellen Reizen mehr Glaubwürdigkeit zuzuschreiben, und dass wir unsere Eindrücke mit mehreren Reizen (zum Beispiel visuell und taktil) verstärken können. Auf diese Art und Weise können wir größere Veränderungen bewirken als durch Nutzung nur eines einzigen Reizes. Besonders spannend wird es, wenn wir dieses Wissen zusammen mit der Bewegungssteuerung und dem Lernen neuer Abläufe oder Aktivierungen kombinieren. Darauf kommen wir später zurück, nachdem wir uns mit der Bewegungssteuerung ausführlicher beschäftigt haben.

Blindfold Yoga

Das Sehen spielt in unserer Wahrnehmung der Umgebung und unseres Körpers eine große Rolle. Dadurch ist es neben den auditiven Reizen auch eines der größten Störsignale in unserem Alltag, die uns von anderen Tätigkeiten ablenken, denn visuelle Reize binden sehr schnell unsere Aufmerksamkeit. Daher spricht Patanjali von Pratyahara, dem Zurückziehen der äußeren Sinne, um uns auf unser Inneres zu fokussieren. Wenn du die Erfahrung einmal machen möchtest, wie es ist, Yoga zu praktizieren und dabei den dominantesten Sinn auszuschalten, dann versuche doch mal »Blindfold Yoga«.

Hierfür kannst du eine Augenmaske aufsetzen oder ein Tuch um die Augen binden, sodass du nichts mehr sehen kannst und kein Licht mehr durch die Maske scheint. Am besten schließt du zusätzlich auch die Augen. Die Tatsache, dass kein Licht mehr an die Netzhaut gelangt, hat noch einen weiteren Effekt: Die Hirnanhangsdrüse schüttet dann Melatonin aus. Dies wirkt entspannend auf den Körper. Wenn du ohne Lehrer eine Blindfold-Yogapraxis ausprobieren möchtest, eignen sich zunächst bodennahe Yogahaltungen oder zumindest solche Sequenzen, die immer wieder auch die Orientierung mit Händen und Füßen auf der Yogamatte erlauben. Dies gibt einem das Gefühl von Sicherheit und hilft der Orientierung. Wenn du geübter bist, kannst du auch dynamische Sequenzen bis hin zu Balanceübungen austesten, solange du dich sicher fühlst und Verletzungsrisiken vermeidest.

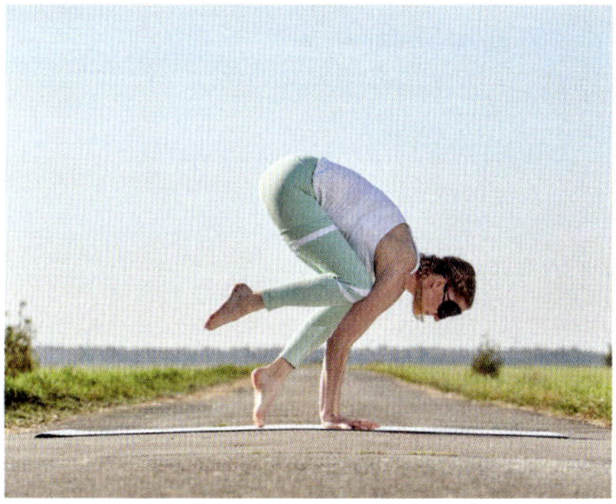

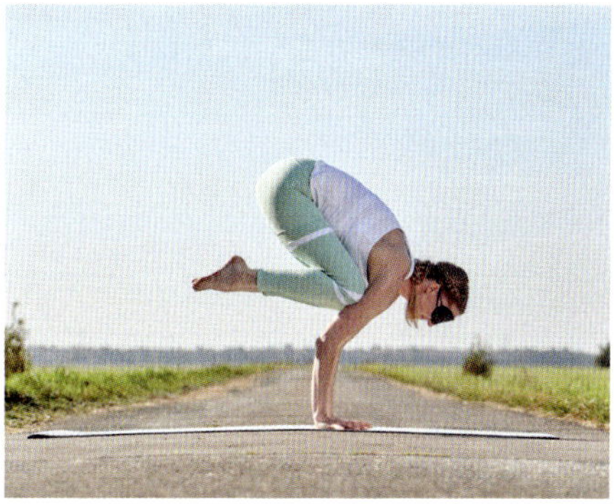

Unsere Sinneswahrnehmungen erlauben uns, uns ein umfassendes Bild von der Innen- und Außenwelt zu machen. Die integrative Verarbeitung unseres Gehirns hilft uns bei der Einschätzung der jeweiligen Situation. Dennoch unterliegt dieses Zusammenspiel immer wieder Einschränkungen beziehungsweise Täuschungen. Es ist alles andere als perfekt. Manchmal erhält oder erzeugt es widersprüchliche Informationen. Dennoch müssen blitzschnell Entscheidungen auf der Basis der ankommenden Signale getroffen werden. Um dabei möglichst wenigen Fehlschlüssen zu unterliegen, nutzt das Gehirn all seine Erfahrung, um die Verlässlichkeit der Signale und seine Relevanz für die aktuelle Situation einzuschätzen und zu bewerten. Diese Einschätzung beruht zu einem wesentlichen Teil auf Vorhersagen. Zu jedem Zeitpunkt wird überprüft, was passieren kann, um Gefahren einzuschätzen und im richtigen Moment in der richtigen Art und Weise zu reagieren. Dass dabei Fehler passieren können, ist nicht erstaunlich.

Bisher haben wir nur die Eingangssignale und ihre Verarbeitung betrachtet. Um das Bild zu vervollständigen, sehen wir uns nun die sogenannten Ausgangssignale an.

Der bewegte Mensch

Ohne Muskulatur und die durch sie erzeugten Bewegungen könnten wir uns nicht fortbewegen oder sprechen, wir könnten unseren Blick nicht ändern, nicht zwinkern, nicht essen, nicht atmen. Für uns Menschen ist die Fähigkeit, uns willkürlich zu bewegen, vital. Unser Gehirn ist unter anderem an dieser Notwendigkeit ausgerichtet. Die meisten Abläufe, die unsere Bewegungen steuern, liegen im Unbewussten. Denn unser Gehirn ist ein Profi. Es lernt beständig Bewegungen, Bewegungsmuster und passt diese immer wieder an unsere Lebensbedingungen an.

Der kleine Mensch in unserem Gehirn

Es gibt ein bestimmtes Hirnareal, das für die willentliche Initiierung von Bewegungen zuständig ist: der primäre motorische Kortex. Wie aus dem Namen schon abzuleiten ist, gibt es noch viele andere Bereiche im Gehirn, die sich mit unserer Bewegungssteuerung befassen. Was wir heute über den primären motorischen Kortex wissen, hat mit den Studien von Wilder Penfield begonnen.

Penfield war ein kanadischer Neurochirurg, der sich die Technik der direkten elektrischen Stimulation der Hirnoberfläche zunutze machte, um den Umfang des zu entfernenden Gewebes bei Tumor- oder Epilepsieoperationen einzugrenzen. Diese Technik war bereits um 1900 etabliert, nachdem sie 1874 das erste Mal angewendet worden war. Betäubt, aber bei vollem Bewusstsein wurden beim Patienten die Hirnareale um den betroffenen Bereich herum mit geöffneter Schädeldecke mit Elektroden gereizt. Dies ist für den Patienten völlig schmerzfrei, denn das Gehirngewebe selbst enthält keine Nozizeptoren und kann daher keine Schmerzen empfinden. Nur die Hirnhäute und die Kopfgefäße können ein Schmerzempfinden vermitteln. Um die 30er- bis 40er-Jahre des 20. Jahrhunderts nutzte Penfield diese Methode und trug seine Erkenntnisse aus etwa 400 Operationen zusammen. Stimulierte er Teile des somatosensorischen Kortex, hatte der Patient das Gefühl, jemand würde seine Wange, Hand oder ein anderes Körperteil berühren. Wurde der motorische Kortex stimuliert, dann führte dies zu Bewegungen bestimmter Körperteile.

Der Homunkulus

Aus den Aufzeichnungen entstanden die Abbildungen des motorischen und somatosensorischen Kortex, die wir heute kennen. Es wurde klar, dass sich die Repräsentationen der Finger und der Hand über ein größeres Areal des motorischen als auch somatosensorischen Kortex erstreckten. Der Rücken hingegen besaß in Relation zur Hand eher eine kleinere Repräsentation auf der Hirnrinde. Es ist also nicht die Größe eines Körperteils entscheidend dafür, in welchem Ausmaß das entsprechende Körperteil im Gehirn repräsentiert ist. Ausschlaggebend für die relative Größe der kortikalen Repräsentation ist vielmehr, wie präzise die Sensibilität und die Feinmotorik des entsprechenden Körperteils sind. Unsere Hände, speziell die Finger, unser Gesicht und vor allem auch unsere Zunge können wir sehr genau steuern und fühlen. Dort gibt es besonders viele Zellen, die es uns ermöglichen, das Gefühl und die Motorik in den entsprechenden Körperteilen zu differenzieren.

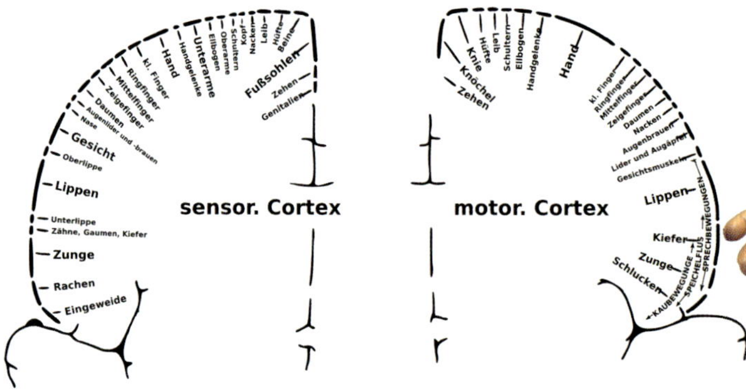

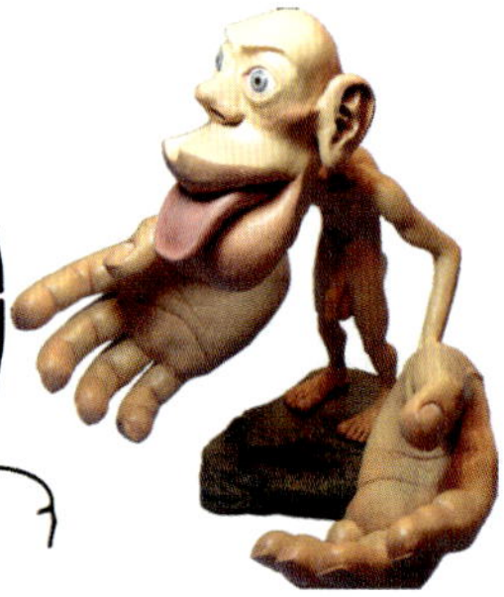

Wenn jemand mit den Fingern eine Zahl auf unsere Handfläche zeichnet und dies in der gleichen Größe auf unserem Rücken tut, dann merken wir, dass es viel schwieriger ist, dies auf dem Rücken zu differenzieren und zu identifizieren als auf unserer Handfläche. Wenn wir nun diese größenverzerrte Abbildung unseres Körpers auf der Hirnrinde als eine Figur zusammensetzen, dann entsteht ein kleines Menschlein mit riesigen Händen, einem großen Gesicht mit einer überproportional großen Zunge und einem relativ kleinen restlichen Körper (siehe Abbildungen oben). Diese Darstellung wird *Homunkulus* genannt und bedeutet aus dem Lateinischen übersetzt »kleiner Mensch«.

Wie mit allen schematischen Abbildungen, ist die Funktionsweise nicht ganz so simpel, wie sie ursprünglich eingeschätzt wurde. Tendenziell ist zwar davon auszugehen, dass dieses »Mapping« der Körperregionen entlang der Hirnrinde im motorischen und somatosensorischen Kortex existiert und die Körperteile in unterschiedlicher Größe repräsentiert sind. Dennoch gibt es auch im Motorkortex Nervenzellen, die für die Beugung und Streckung gleich mehrerer Finger aktiv sind. Es scheinen auch Bewegungsmuster und Bewegungsabfolgen repräsentiert zu sein, wie die Handbewegung zum Mund oder aufeinanderfolgende Bewegungen des Armes und Rumpfes. Zudem gibt es vermutlich eine Überlappung verschiedener Körperrepräsentationen, sodass eine klare Grenze, wie zuvor vermutet, nicht immer existiert. Vor allem sind die Repräsentationen des Körpers auf der Hirnrinde nicht starr; sie können sich ein Leben lang verändern, je nachdem, wie wir unseren Körper nutzen.

Von der Initiierung zur echten Bewegung

Der Weg von der Initiierung einer Bewegung im primären motorischen Kortex bis zu ihrer Ausführung läuft über einige Stationen. Die Nervenzellen im primären motorischen Kortex werden auch *obere Motoneurone* genannt. Die Axone dieser oberen Motoneurone führen nicht direkt zu den Muskeln, sondern zum *unteren Motoneuron* im Rückenmark. Die Zellkörper dieser unteren Motoneurone liegen in der grauen Substanz des Rückenmarks. Von dort projizieren sie Reize in mehreren Ästen zu den motorischen Endplatten (siehe Seite 31), die nun die Impulse an die Muskeln geben.

Dass der primäre motorische Kortex an der Initiierung von Bewegungen beteiligt ist und dabei auch eine essenzielle Rolle spielt, ist seit mittlerweile mehr als 100 Jahren bekannt. Zu Beginn des 20. Jahrhunderts wusste man vor allem durch Studien nach Hirnschädigungen und auch durch die elektrische Stimulation, welche Rolle dieses Hirnareal spielt. Eine Schädigung des primären motorischen Kortex führt zur Lähmung der entsprechenden Körperteile, woraus geschlossen wurde, dass ohne dieses Areal Bewegungen nicht möglich seien.

In den letzten 20 bis 50 Jahren wurde dieser Stand der Forschung bestätigt und durch die Weiterentwicklung der Technologien enorm angereichert. Heute wird vermutet, dass der primäre motorische Kortex eine weit komplexere Rolle spielt und sogar an Funktionen wie der mentalen Vorstellung von Bewegungen, Bewegungsinhibition und dem Lernen von Bewegungen beteiligt ist.

Bewegungsfeedback oder sensomotorische Kopplung

Unser Gehirn plant unsere Bewegungen. Aus der Erfahrung wissen wir genau, wie wir ein Glas greifen müssen, sodass wir es zwar festhalten, aber es nicht mit zu viel Druck zerbrechen. Genauso wissen wir, wie weit wir den Oberkörper in der Yogahaltung zur Seite neigen können, ohne dass es unangenehm wird oder wir uns verletzen. Unsere Sinne geben uns sensorische Rückmeldungen und unser Gehirn nutzt jegliche zurückliegende Erfahrung für die Planung und Steuerung zukünftiger Bewegungen. Nach jeder Bewegung können wir wahrnehmen und prüfen, ob das geplante Ergebnis eingetroffen ist. Ohne diese Rückmeldungen könnten wir unseren Körper zwar bewegen, aber wir wüssten nicht, welchen Effekt diese Bewegungen haben. Bewegungen aber erfolgen meist mit einer bestimmten Intention. Wenn wir keine Rückmeldung über die Wirkung erhielten, wäre eine Adaptation an die Gegebenheiten der jeweiligen Situation nicht möglich.

Die sensomotorische Integration ist die Basis dafür, dass wir unsere Bewegungsplanung, -steuerung und -ausführung verbessern, und die Grundlage dafür, dass wir lernen können. Die Sensorik und Motorik stehen immer in enger Kopplung. In verschiedenen Studien wurde gezeigt, dass durch Stimulation von sensorischen Regionen die entsprechenden motorischen Regionen leichter erregbar werden. Hieraus wurde geschlossen, dass der Körper durch Vorerregung sensorischer Areale in die Lage versetzt wird, mit zweckmäßigen Bewegungen schneller reagieren zu können.

Dieses Wissen über die enge Verknüpfung von Sensorik und Motorik können wir in unserer Yogapraxis nutzen: Wenn es uns schwerfällt, bestimmte Muskeln zu aktivieren, dann können wir diese Körperregion sensibel anregen, indem wir uns einen taktilen Reiz geben (siehe Übungsbeispiel Seite 71) und damit die Schwelle, diesen Muskel zu aktivieren, heruntersetzen. Je häufiger wir dies tun und je etablierter die Benutzung dieses Muskels wird, desto mehr verfestigt sich dessen Aktivierung – irgendwann dann auch ohne die gleichzeitige oder vorherige Berührung der entsprechenden Körperregion.

Es ist anzunehmen, dass auch Kinesio-Taping über diesen Mechanismus funktioniert, wenn es dazu eingesetzt wird, die Körperhaltung zu verbessern. Über periphere und zentrale somatosensorische Stimulation des behandelten Körperteils wird möglicherweise kontinuierlich die Rückmeldung der Bewegungen verstärkt und mehr Bewusstsein geschaffen. Dies gilt allerdings als spekulativ, und mehr Studien sind notwendig, um diese Funktionsweise nachzuweisen.

Krieger 3 mit taktilem Feedback

Jeweils eine Hand am Bauch und am Rücken gibt uns Feedback über die lange Wirbelsäule und das neutrale Becken in dieser Haltung. Da wir unsere Augen nicht auf diesen Bereich richten können, hilft uns das taktile Feedback über die Hände, unser propriozeptives Feedback zu verstärken.

1. Du stehst in Tadasana: mit beiden Füßen am Boden, dein Becken und Oberkörper sind aufgerichtet.
2. Verlagere dein Gewicht auf den rechten Fuß. Das Knie deines Standbeins kann leicht gebeugt sein. Ziehe das linke Knie nach oben (etwa rechter Winkel in linkem Knie und Hüfte). Bringe eine Hand an dein rechtes Gesäß, hier solltest du jetzt Spannung spüren. Die andere Hand führe zu deinen vorderen unteren Rippen, diese sollten durch Bauchspannung gefühlt zueinander ziehen, sodass die unteren Rippenbögen nicht nach vorne zeigen.
3. Beuge langsam deine Hüfte, sodass der Oberkörper sich nach vorne neigt. Dabei kontrollierst du mit deiner Hand an deinem Bauch Spannung und Länge im Oberkörper. Das linke Bein führst du gleichzeitig kontrolliert nach hinten, sodass das Bein in Verlängerung des Oberkörpers eine Linie bildet. Die Zehen deines linken Fußes zeigen dabei zum Boden. Die andere Hand wechselt in dieser Bewegung vom rechten zum linken Gesäß: Durch das Strecken des linken Beins solltest du nun Aktivität in deinem linken Gesäß spüren. Eine leichte Beugung im rechten Knie hilft dir dabei, die Balance zu halten. Achte darauf, dass dein Kopf in einer Linie zum Rest deines Körpers und der Nacken lang bleibt. Du bildest nun mit deinem Körper eine T-Form und bist im Krieger 3 angekommen.

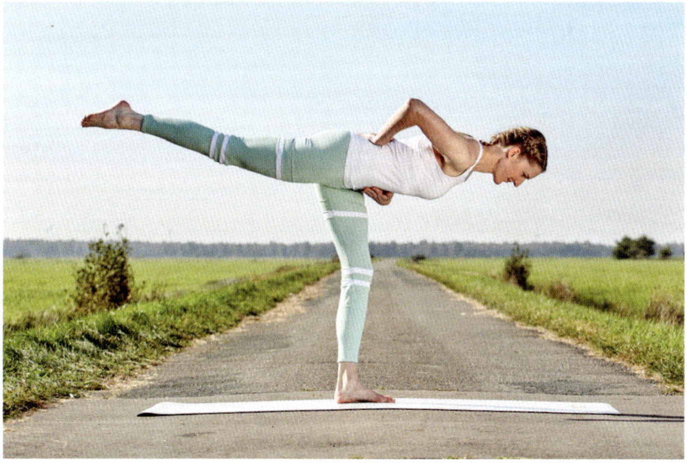

4. Verweile hier für bis zu 5 Atemzüge. Nutze das Feedback durch deine Hände, um dir der Muskelspannung bewusst zu sein.
5. Du kannst auf dem gleichen Weg langsam aus der Haltung herauskommen. Wieder in Tadasana angekommen, wiederhole den gleichen Ablauf auf der anderen Seite.

Die Kopie des Bewegungskommandos

Zur Erklärung der funktionellen Kopplung aus Bewegung und sensorischer Rückmeldung dient ein Modell, das sich *Reafferenzprinzip* nennt. Die Grundidee dabei ist, dass eine Kopie des Bewegungskommandos, das über das Rückenmark die Muskeln erreicht, im zentralen Nervensystem vorübergehend gespeichert wird. Diese Kopie nennt man *Efferenzkopie*, denn es ist eine Kopie der ausgehenden (efferenten) Signale.

Von unseren Sinnesorganen und unserem Körper erhalten wir Rückmeldungen, die als eingehende (afferente) Signale bezeichnet werden. Diese Rückmeldungen werden mit der Efferenzkopie verglichen. Stimmen beide Signale überein, ist der Vorgang abgeschlossen. Stimmen die Signale nicht überein, nehmen wir einen Fehler wahr und es wird eine Nachkorrektur geplant.

Diese Fähigkeit hat eine große Auswirkung auf das Lernen von Bewegungen, denn was wir noch nie vorher ausgeführt haben, kann unser Gehirn schwer oder nur sehr unpräzise vorhersagen. Wenn wir zum Beispiel noch nie mit beiden Füßen gleichzeitig abgesprungen sind, um unser Gewicht auf die Hände zu bringen, dann ist die Bewegung selbst für unser Gehirn weder vorstellbar noch vorhersehbar, welcher Folgezustand daraus resultiert. Bevor man also große Schritte geht, die für den Körper nur schwer planbar sind und eher ein Gefühl der Unsicherheit vermitteln, ist es sinnvoller, kleinere Schritte zu wählen über die sich das sensomotorische System an die Bewegung herantastet.

Es scheint nicht so zu sein, dass die Efferenzkopie einfach abgelegt wird, bis eine passende Rückmeldung kommt, sondern unser Gehirn berechnet ein sogenanntes Vorwärtsmodell: Aus der geplanten Handlung ermittelt es den Folgezustand. Dies ermöglicht uns Korrekturen, obwohl wir noch gar keine Rückmeldung bekommen haben.

Das Reafferenzprinzip erklärt unter anderem auch, warum man sich selbst nicht kitzeln kann. Wenn ich bereits durch meine eigene Bewegung vorhersage, wie sich die Berührung anfühlen wird, und dies genau so eintrifft, wie ich es erwarte, dann bleibt der Überraschungseffekt für unser Gehirn aus. Dadurch, dass unser Gehirn die Bewegungsrückmeldungen vorhersagt, hat es nicht nur die Möglichkeit, schneller reagieren zu können, sondern auch genauer zu sein und zurückliegende Erfahrung nutzen zu können.

Das Gehirn in Bewegung

Dem motorischen Kortex kommt zwar eine wesentliche Rolle bei der Initiierung von Bewegungen zu. Allerdings gehören zur Bewegungssteuerung auch die Planung der Bewegungsmuster, die Speicherung des Gelernten und Formen des »Finetuning«, sodass keine grobmotorischen oder spastischen Bewegungen entstehen. Dazu kommt, dass eine Bewegung in einem bestimmten Kontext geschieht, denn sie hat immer einen Zweck. Manchmal bezweckt unsere Bewegung eine Objektmanipulation, wie das Einschalten des Computers oder das Greifen der Zahnbürste. Ein anderes Mal dient die Bewegung zur Kommunikation oder zur Fortbewegung. Vielleicht dient sie auch einfach dazu, dass wir durch unsere Augenbewegungen oder die Ausrichtung der Ohren in eine bestimmte Richtung eine bessere sensorische Qualität bekommen. Ein sehr großer Teil unseres Gehirns ist mit der Bewegungssteuerung unseres Körpers beschäftigt und viele Areale unterstützen dies, sodass eine zielgesteuerte und kontextbezogene Bewegung resultiert. Ich möchte in diesem Buch nicht auf alle Details eingehen, aber einen kurzen Überblick über die wesentliche Funktionsweise der Bewegungssteuerung geben. Denn dies beantwortet uns, wie wir uns geschmeidig bewegen können, was passiert, wenn wir eine Yogahaltung für längere Zeit einnehmen oder eine Bewegungssequenz durchlaufen, und warum die Drishti, also die Kombination der Yogahaltung mit einer Blickrichtung, in manchen Haltungen auch aus neurowissenschaftlicher Sicht sinnvoll sein kann.

Planen und Vorbereiten von Bewegungen

Eine Bewegung kommt selten allein. Oft reicht es nicht aus, den Zeigefinger zu beugen oder den Arm in eine Richtung zu strecken, wenn wir etwas Sinnvolles bewirken wollen. Meistens sind komplexere Bewegungsabfolgen notwendig. Stellen wir uns eine einfache Bewegung vor: Wenn uns jemand nach der Richtung fragt, dann müssen wir uns erst räumlich orientieren, vielleicht unseren Körper drehen und dann den Arm in die entsprechende Richtung ausstrecken. Selbst dieses einfache Beispiel umfasst mehr als eine einzige Bewegung eines Körperteils und benötigt die Kontextinformationen. Im Alltag sind unsere Bewegungen häufig komplexer und das Ziel ist nicht durch zwei oder drei nacheinander ablaufende Bewegungen erreicht. Um eine zielgerichtete Bewegung zu planen und vorzubereiten, arbeiten viele Hirnregionen zusammen.

Die Bewegungsplanung beschäftigt viele Hirnareale

Es gibt zwei kortikale Areale, die direkt benachbart zum primären motorischen Kortex liegen: der supplementär-motorische Kortex und der prämotorische Kortex. Diese beiden Areale sind an der Planung von Bewegungsabläufen und an der Koordination der verschiedenen Einzelbewegungen beteiligt. Der supplementäre motorische Kortex liegt medial, das heißt in dem Bereich, in dem die beiden Hirnhälften zusammenkommen. Er steuert vor allem die Planung und Koordination der Bewegungen beider Körperhälften, also wenn beispielsweise beide Hände beteiligt sind. Der prämotorische Kortex spielt eine große Rolle, wenn es darum geht, die Bewegungen auf sensorische Reize anzupassen, wie das Greifen eines Objektes oder das Heranführen der Hand zum Mund, um etwas zu essen.

Erst kürzlich wurde in zwei unabhängigen Studien, fast gleichzeitig gezeigt, dass vor der Initiierung einer Bewegung nicht nur der primäre motorische Kortex bereits aktiv ist, sondern auch der primäre somatosensorische Kortex. Es wird vermutet, dass die Bewegungsplanung nicht nur den motorischen Kortex vorbereitet, sondern die Informationen bereits an den somatosensorischen Kortex weitergibt, um die erwartete sensorische Bewegungsrückmeldung vorherzusagen und möglicherweise so auch die Bewegungsplanung schon zu verbessern. Unser Gehirn scheint unserem Bewusstsein also immer einen Schritt voraus zu sein. Oder anders gesagt: Möglicherweise haben wir aufgrund der Vorhersagen oft bereits eine unterbewusste Erwartungshaltung.

Auswahl der richtigen Handlung für den entsprechenden Kontext

Statt eine einzige Handlung zu planen, scheint das Gehirn parallel mehrere alternative Bewegungsmuster durchzuspielen. Die unerwünschten Bewegungspläne müssen dann unterdrückt und das erwünschte Bewegungsmuster muss unterstützt werden. Dafür und für viele weitere Aufgaben sind die Basalganglien verantwortlich (siehe Abbildungen Seite 21 und 76, Erläuterung und Kasten Seite 76 ff.). Die Basalganglien umfassen eine Gruppe von Strukturen inmitten des Gehirns, die in sich sehr stark verschaltet sind und eine Art Regelschleife bilden, um Handlungsmuster zu filtern.

Alle diese Bereiche kommunizieren untereinander, denn am Ende muss das Bewegungsmuster natürlich mit dem Kontext und der räumlichen Situation zusammenpassen und die Handlung sollte den entsprechenden Zweck erfüllen. Die Einschätzung über die Gesamtsituation gibt der präfrontale Kortex. In diesem Bereich des Gehirns wird die Entscheidung getroffen, welche Handlung zum Ziel führen wird. Der posteriore Parietalkortex (siehe auch Seite 19) hingegen ist dafür zuständig, dass die Handlung auf das Zielobjekt ausgerichtet und räumlich adäquat geplant wird.

Was wir im Alltag im Handumdrehen tun, beschäftigt fast unser gesamtes Gehirn. Die nächste Abbildung gibt dazu einen Überblick. Man könnte hier ohne Weiteres noch weitere Hirnareale nennen, denn es ist fast unmöglich, eine Handlung von der Wahrnehmung der Umgebung und der Objekte oder Personen, mit denen man interagiert, abzugrenzen. Für beide Prozesse, Objekt- und Gesichtserkennung, ist der Temporallappen zuständig. Wenn die Sprache involviert ist, kommen auch Sprachareale hinzu, die sowohl für den motorischen Anteil der Sprache als auch für das Sprachverstehen zuständig sind. Zudem beeinflussen unsere Emotionen auch immer unsere Motivation, überhaupt der Handlung nachzugehen. Es wird deutlich, dass eigentlich das gesamte Gehirn dazu beiträgt, uns handlungsfähig zu machen und dafür zu sorgen, dass wir mit unserer Umwelt interagieren können.

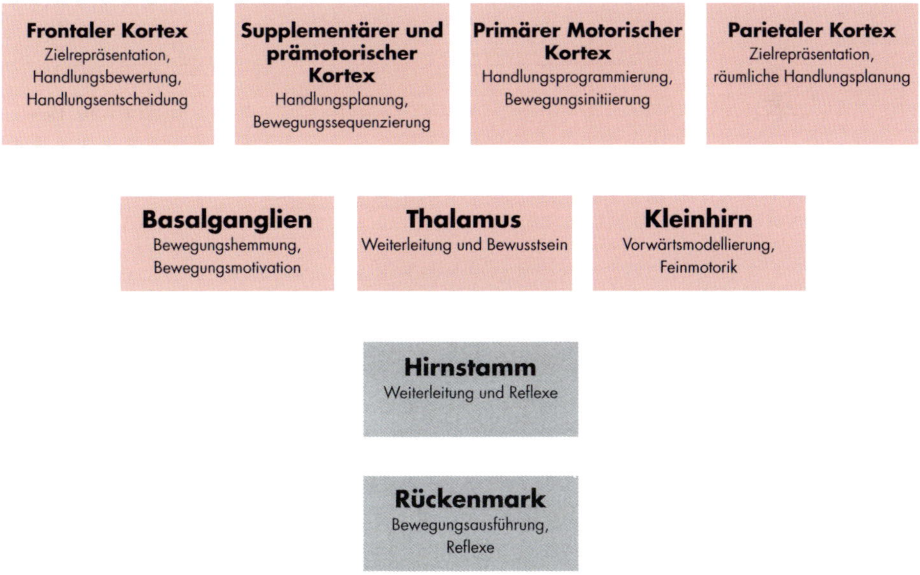

Dies ist eine sehr vereinfachte Darstellung des motorischen Gehirns, die auf die wesentlichen Funktionen der reinen Bewegungssteuerung fokussiert (rot = Großhirn und Kleinhirn, grau = Hirnstamm und Rückenmark).

Finetuning der Bewegung

Weil es in der Yogapraxis vor allem auch um die feine Steuerung der Bewegungen und um die Kontrolle und Anpassung der Bewegungsabläufe geht, widmen wir uns dem Kleinhirn und den Basalganglien etwas genauer, denn diese Strukturen sind für die Bewegungssteuerung und das Lernen von Bewegungen essenziell.

Die Basalganglien sind eine Ansammlung miteinander verbundener Kerngebiete im Gehirn, die man sich als Haufen oder Knoten dicht gepackter Nervenzellen vorstellen kann. Sie liegen in der Mitte des Gehirns und erhalten Informationen aus verschiedenen Teilen der Hirnrinde. Es wird vermutet, dass sie neben motorischen Bewegungsmustern auch kognitive Prozesse beeinflussen. Die Basalganglien bilden eine Vielzahl ineinander verflochtener Regelkreise mit der Hirnrinde und tiefer liegenden Anteilen des Nervensystems (siehe Abbildung unten). Diese Regelkreise sind in die absteigenden motorischen Bahnen integriert und modulieren Bewegungen. Die einzelnen Knoten beziehungsweise Ganglien haben dabei eine hemmende oder stimulierende Wirkung auf den Informationseingang aus der Hirnrinde. Der Nettoeffekt ist dann eine – hoffentlich – fein auf die Intention und Umgebung abgestimmte Bewegung.

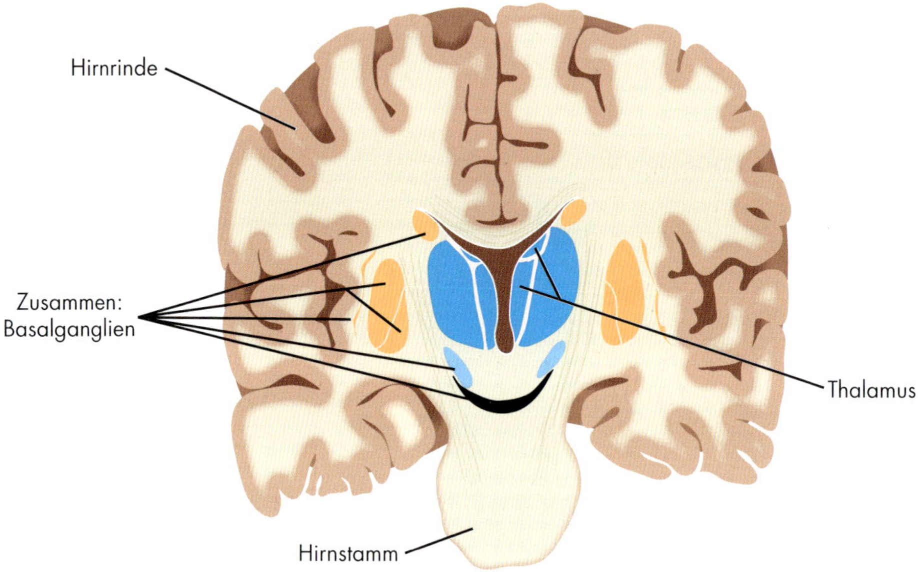

Die Neurologie der Basalganglien

von Dr. Christian Borchers

Die Basalganglien stellen eine hochorganisierte Gruppe von Nervenzellen dar. Durch die Verbindung dieser einzelnen Ganglien untereinander entstehen komplizierte Regelschleifen, die wie eine Art Kontrollmechanismus in der Summe einen hemmenden oder stimulierenden Effekt auf die Bewegungssteuerung haben. Da die Basalganglien intensiv mit den sensorischen Eingängen aller Sinnesorgane und auch mit dem limbischen System (siehe Seite 20) vernetzt sind, modulieren sie unsere Motorik in Anpassung an die wahrgenommenen Bedingungen unserer Umgebung, unseres Körperinneren und auch an die emotionale Situation.

Kommt es dabei durch krankhafte Prozesse wie bei Morbus Parkinson zu einer Hemmung der Motorik, entstehen Bewegungsstörungen mit Unterbeweglichkeit. Verschieben sich die Verhältnisse eher zu einem Überwiegen stimulierender Effekte, so entstehen Bewegungsstörungen mit Überbeweglichkeit, die wir als Chorea-artig oder ballistisch beschreiben.

In der Asana-Praxis schaffen die Basalganglien in enger Abstimmung mit dem gesamten motorischen System inklusive des Kleinhirns über die absteigenden Bahnen in Richtung des Rückenmarks eine feinmotorische Steuerung. Beim Erlernen neuer Bewegungsabläufe kann diese feine Abstimmung einige Wiederholungen benötigen, um dabei die gewünschte Präzision zu erreichen.

Informationssammler Kleinhirn

Das Kleinhirn, auch *Cerebellum* genannt, ist ebenfalls durch komplex ineinandergreifende Regelkreise mit anderen Arealen im Gehirn verschaltet. Es hat Verbindungen zu kortikalen Bewegungsarealen, zu den Basalganglien, zum Hirnstamm und zum Rückenmark. Es macht zwar nur zehn Prozent der Größe des gesamten Gehirns aus. Seine enorme Dichte an Nervenzellen und Verbindungen ermöglicht dem Kleinhirn jedoch, dass es eine sehr große Menge an Informationen integriert und auf dieser Basis unser Verhalten unbewusst beeinflusst. Das Kleinhirn bekommt 40-mal so viele Signale, als es Signale wieder nach außen gibt. Zusätzlich enthält es mehr als doppelt so viele Nervenzellen wie der Rest des Gehirns. Die Rolle des Kleinhirns ist offensichtlich, die eingehenden Informationen abzugleichen, zu integrieren und dann ein abgestimmtes Ausgangssignal zu senden.

Das Kleinhirn scheint nicht nur, wie lange geglaubt, für die Motorik eine große Rolle zu spielen, sondern auch für kognitive Prozesse und vor allem auch für Lernprozesse. Im motorischen Bereich ist das Kleinhirn vor allem für die Feinmotorik und die zeitlich genaue Koordination der Muskeln zuständig. Ebenso wie die Basalganglien ist es in die großen, aus der Hirnrinde absteigenden motorischen Bahnen integriert und kann so unsere Bewegungen beeinflussen.

Das Kleinhirn ist auch für die Feinabstimmung fast aller Augenbewegungen wichtig. Zudem spielt es eine große Rolle für unsere Körperbalance, indem es Informationen aus den Gleichgewichtsorganen im Innenohr, visuelle Informationen und Informationen über die Körperhaltung verarbeitet. Darüber hinaus hat das Kleinhirn einen großen Anteil am Lernen von unbewussten Bewegungsabläufen – auch *implizites Lernen* genannt – wie beispielsweise beim Fahrradfahren. Ebenso ist sein Beitrag zur Konditionierung, also beim Erlernen von Zusammenhängen zwischen dem Reiz und einer anderen Assoziation, um ein bestimmtes Verhalten hervorzurufen, nicht zu unterschätzen.

Vorhersagen für Bewegungen

Wollen wir beispielsweise nach einem Glas greifen, so sorgt das Kleinhirn dafür, dass wir es auch wirklich treffen, weder darüber hinaus noch zu kurz greifen. Wenn das Kleinhirn geschädigt ist, resultieren zittrige oder ruckartige Bewegungen und das Ziel wird unter Umständen verfehlt. Es wird vermutet, dass das Kleinhirn unter anderem dafür zuständig ist, das Vorwärtsmodell für eine Bewegungsvorhersage zu berechnen, also die Vorhersage, wo beispielsweise die Hand genau sein wird, nachdem die Bewegung abgeschlossen ist. Möglicherweise basiert diese Funktion auf einer Efferenzkopie, also auf der Kopie des Bewegungskommandos, die in der Hirnrinde generiert wird, wie wir im vorherigen Abschnitt gelernt haben. Das heißt, das Kleinhirn bekommt Informationen zur Bewegungsplanung und kann auf dieser Basis innerhalb kürzester Zeit eine Vorhersage über die zu erwartende Bewegungsrückmeldung generieren. Mit all den Informationen, die das Kleinhirn bekommt, kann es entsprechend der Vorhersage bereits Korrekturen initiieren, bevor das sensorische Feedback der gestarteten Bewegung an das zentrale Nervensystem zurückgemeldet wird.

Verfeinerung der Bewegungen

Ohne zu sehr ins Detail zu gehen, was die Funktionsweise der Basalganglien und des Kleinhirns angeht, aber um dennoch eine Idee über ihre Wichtigkeit zu geben, kann man diese beiden Strukturen als zwei Oszillatoren, also schwingende Systeme, verstehen. Diese haben jeweils eine Eigenschwingung, die aufeinander angepasst ist, und welche innerhalb eines größeren Systems funktionieren. Sobald die Schwingung eines dieser Systeme sich verändert, so hat dies Auswirkungen auf die anderen Systeme. Diese Strukturen können so wirksam sein, weil sie innerhalb des gesamten Systems zusammen funktionieren. Sie sind eng verbunden und durch viel Erfahrung aufeinander eingespielt.

Und genau das geschieht in der Asana-Praxis: Bewegungsmuster werden immer wieder wiederholt, beobachtet, angepasst, verfeinert, sodass die Bewegungen noch mehr aufeinander abgestimmt sind. So können sich diese Muster verfestigen und werden auch im Alltag genutzt. Wenn wir in unserer Yogapraxis einen recht herausfordernden Übergang zwischen zwei Haltungen zum ersten Mal üben, wie beispielsweise den Übergang vom Herabschauenden Hund in die Wild-Thing-Haltung (siehe Seite 80 f.), dann fühlt sich dies meistens sehr ruckartig und wenig grazil an. Unser Gehirn kann sich diesen Bewegungsablauf noch nicht vorstellen. Es weiß nicht, in welcher Abfolge welche Muskeln mitwirken müssen. Mit jeder Wiederholung stellen wir das Netzwerk der dazu beitragenden Strukturen besser aufeinander ein. Bewegungen werden geschmeidiger und gleichmäßiger. Bei einfacheren Abläufen mag uns dies nicht so bewusst sein, aber die Prozesse der Adaptation finden in gleicher Weise statt. Je mehr unterschiedliche Bewegungsmuster wir geübt und abgespeichert haben, desto sicherer fühlt sich unser Gehirn, wenn derartige Bewegungsmuster im Alltag abgerufen werden sollen. Dies ist womöglich auch das Geheimnis, warum Sportler sich bei Stürzen und kleineren Alltagsunfällen weniger drastisch verletzen als Personen, die in ihren Bewegungsabläufen nicht in der gleichen Vielzahl, Variabilität und Geschmeidigkeit geübt sind.

Vom Herabschauenden Hund in Wild Thing

Diese Übung sollte unbedingt nach dem Aufwärmen erfolgen. Sie setzt eine gewisse Kraft und Beweglichkeit voraus. Daher taste dich Stück für Stück an diese Übung heran und gehe nur so weit, wie es sich für dich gut anfühlt.

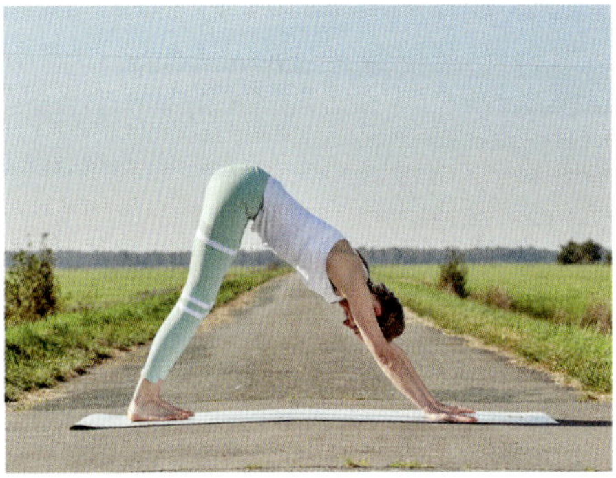

1. Starte im Herabschauenden Hund. Schiebe deine Hände in die Matte, spüre deinen langen Rücken und die Integration in deiner Körpermitte. Die Knie können gerne gebeugt sein, die Fersen müssen den Boden nicht berühren.

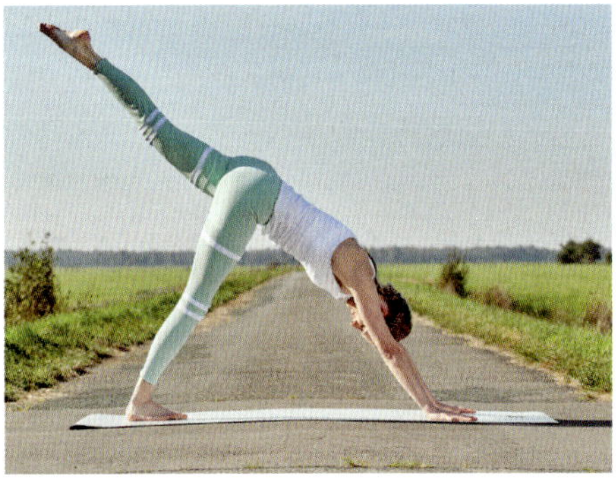

2. Hebe dein gestrecktes linkes Bein langsam mit dem Einatmen an. Behalte die Länge im Rücken bei.

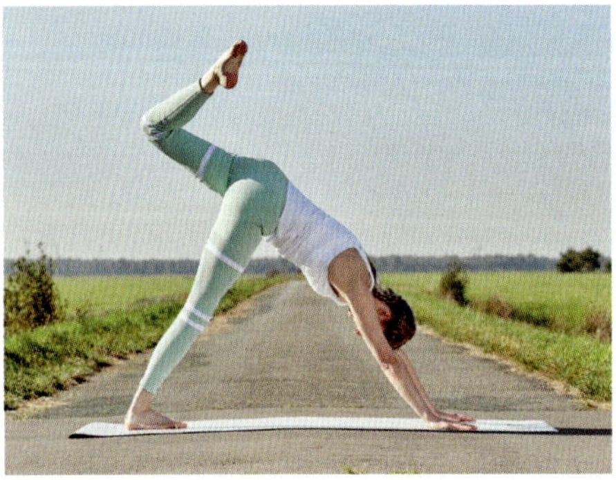

3. Beuge dein linkes Knie und öffne die Hüfte, indem du die linke Hüfte über die rechte bringst und das Knie Richtung Decke. Drücke weiterhin mit beiden Händen fest in die Matte.

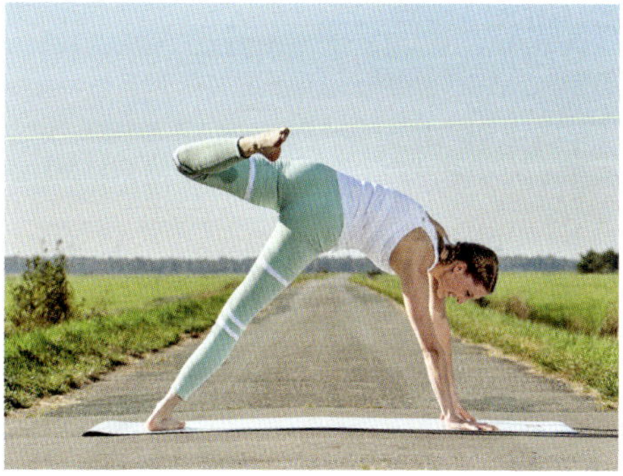

4. Setze deinen linken Fuß an die Außenseite der rechten Körperseite auf die Matte in folgenden Schritten: Schiebe die rechte Schulter nach vorne über deine Hand. Löse die linke Hand von der Matte und bringe dabei die linke Hüfte und Schulter über die rechte Körperseite. Dabei rollst du mit dem rechten Fuß auf seine Außenkante.

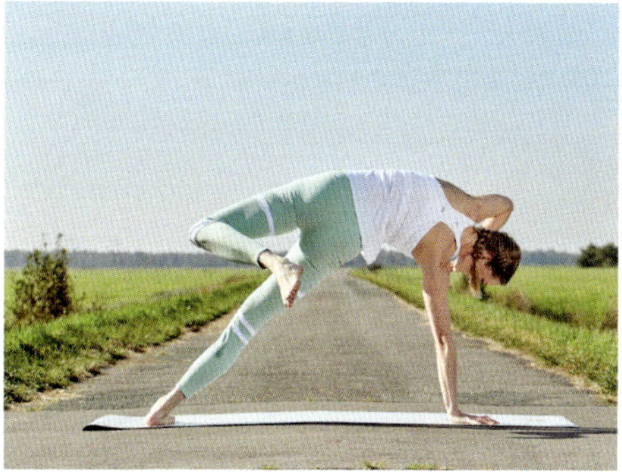

5. Drücke dabei weiterhin kraftvoll in die rechte Hand und den aufgestellten rechten Fuß. Setze den linken Fuß langsam und kontrolliert ab – das Knie bleibt gebeugt. Du kannst auf dem Fußballen bleiben oder den Fuß komplett abstellen.

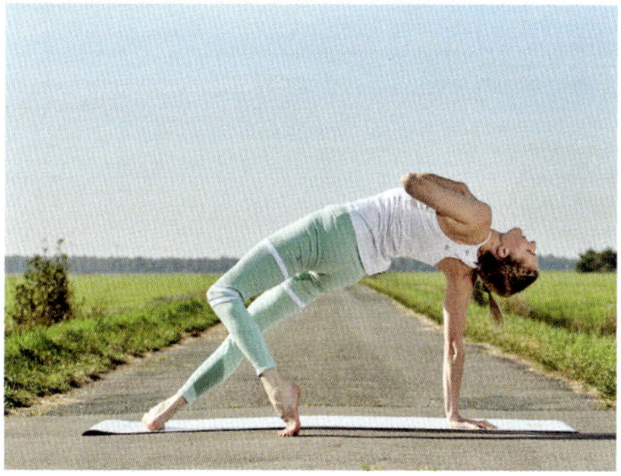

6. Richte deine Wild-Thing-Haltung folgendermaßen aus: Das Steißbein zieht nach unten, währenddessen du die Schulterblätter zueinander ziehst, um dein Herz Richtung Decke zu schieben. Du kannst deinen Arm am Herzen halten oder zur Seite ausstrecken. Verweile bis zu 5 Atemzüge hier und spüre die Weite im ganzen Körper.

7. Löse die Position auf, indem du in deine aufgestellte Hand drückst, um dich auf dem umgekehrten Weg (5. bis 1.) Weg in den Herabschauenden Hund zurückzubringen. Wiederhole die Übung auf der anderen Seite.

Spiegelneurone und mentales Training

Als zu Beginn der 1990er-Jahre die *Spiegelneurone* beim Affen entdeckt wurden, verursachte dies viel Aufmerksamkeit in den Neurowissenschaften. *Spiegelneurone* werden diejenigen Nervenzellen genannt, die sowohl aktiv sind, wenn ich selbst eine Bewegung ausführe, als auch, wenn ich jemanden sehe, der diese Bewegung ausführt. Sie spiegeln tatsächlich die beobachtete Aktivität meines Gegenübers durch die gleichen Reaktionen, die sie bei eigenen Aktivitäten zeigen würden. Die Aktivität dieser Neurone ist sehr spezifisch und eindeutig handlungsbezogen.

In den darauffolgenden Jahren wurde entdeckt, dass es diese Spiegelneurone genauso beim Menschen gibt. Mehr noch als in anderen Organismen bilden sie bei uns Menschen ein komplexes Netzwerk. Dieses Netzwerk umfasst den prämotorischen Kortex, parietale Areale und den Übergang zum Temporallappen. Diese Anordnung und ihre besondere Entwicklung beim Menschen gaben und geben Anlass zu vielerlei Spekulationen über ihre Funktion in unserem sozialen, empathischen Interagieren und Lernen.

Die Existenz von Spiegelneuronen weist darauf hin, dass Wahrnehmung und Bewegung im Gehirn sehr eng verknüpft sind. Wer motorische Expertise in einer bestimmten Disziplin mitbringt, hat bei der Beobachtung anderer Personen in genau dieser Disziplin größere bilaterale Aktivierungen in dem Spiegelneuronennetzwerk als beim Betrachten anderer Disziplinen. Dies lässt darauf schließen, dass unser Gehirn Handlungen und Bewegungsmuster wahrnimmt und versteht, indem es genau diese Bewegungen simuliert. So ist es im Yogaunterricht sicherlich auch vorteilhaft, einem Yogaschüler Hilfestellungen zu geben und Möglichkeiten zur Korrektur zu erkennen, wenn man selbst seine Erfahrung in diesen Haltungen und Bewegungsabläufen gemacht hat. Darüber hinaus erklären diese Beobachtungen vielleicht auch, warum es einem Yogaschüler leichter fällt, eine neue Bewegung zu lernen, die er zuvor bereits beobachten konnte.

Mentales Training als Ergänzung zum Training

Unser Gehirn unterscheidet zwischen dem Betrachten der Aktivitäten eines anderen Individuums und der Planung einer eigenen Bewegung: Wenn wir Bewegungen eines Gegenübers betrachten, ist vor allem das beschriebene Spiegelneuronennetzwerk involviert, aber nicht der primäre Motorkortex selbst. Wenn wir uns vorstellen, dass wir eine Bewegung selbst ausführen, dann wird auch Aktivität im primären motorischen Kortex beobachtet.

Sich eine Übung vorzustellen, kann sowohl helfen, den Lernprozess zu unterstützen, als auch den Kraftaufbau zu fördern. Allerdings kann die mentale Übung nie so effektiv sein wie das tatsächliche Ausführen. Einige US-amerikanische Forscher um Vinoth Ranganathan untersuchten den Effekt dieses »mentalen Lernens«. In ihrer Studie wurden zwei verschiedene Übungen untersucht und dabei die maximale Kraft gemessen: Eine Gruppe von Teilnehmern wurde trainiert, den kleinen Finger abzuspreizen, die andere Gruppe hatte die Aufgabe, den Ellenbogen zu beugen. Eine weitere Gruppe führte das Training nur in der Vorstellung – also rein mental – durch. Eine Kontrollgruppe führte kein Training durch, sondern nahm nur an den abschließenden Messungen der Kraftentfaltung teil. Durch das zwölfwöchige mentale Training, das für fünfmal 15 Minuten am Tag zu absolvieren war, verbesserten die Probanden allein durch das mental durchgeführte Training ihre Kraft beim Abspreizen des kleinen Fingers um 35 Prozent und beim Beugen des Ellenbogens um 13,5 Prozent. Das tatsächliche Training führte zu einer Verbesserung von 53 Prozent Kraftsteigerung bei der Fingerspreizung. Die reine Kontrollgruppe ohne Training hingegen zeigte keine Änderungen zwischen den Testmessungen.

Die Mechanismen, die den Trainingseffekt beim rein mentalen Training bedingen, sind im Gehirn zu suchen: Die oberen Motoneurone formen das Kommando der Bewegung. Erst, wenn dieses Kommando entlang des Rückenmarks zu den unteren Motoneuronen gesandt wird, resultiert eine tatsächliche Bewegung.

Bei der mentalen Vorstellung einer Bewegung sind die kortikalen Aktivitäten sehr ähnlich zu denen der tatsächlichen Bewegungsausführung. Durch die hemmende Wirkung anderer Nervenzellen wird aber in dieser Situation vermieden, dass das Signal an das Rückenmark gesandt wird. Durch das wiederholte mentale Üben der Bewegungsvorgänge gelingt es dem Gehirn, ein stärkeres Signal zu generieren. Die daraufhin erzielte Kraftentfaltung bei tatsächlich umzusetzender Bewegung wächst entsprechend. Durch das stärkere Signal in den oberen Motoneuronen können dann entweder mehr motorische Einheiten rekrutiert werden, die sonst bei dieser Übung inaktiv wären, oder aber die Intensität der Übertragung des Signals kann gesteigert werden.

Mentales Training stellt also eine gute Ergänzung des tatsächlichen, körperlichen Trainings dar. Unser Gehirn braucht jedoch zum effektiven Training offenbar stets auch das Feedback über unser sensibles Nervensystem. Das tatsächliche Ausführen eines Trainings bleibt also unerlässlich, zumal auch die Muskeln selbst nur bei tatsächlicher Bewegung trainiert werden.

Das Spiegelneuronennetzwerk ist also bei Beobachtung von Bewegungen aktiv, und zwar mit einer höheren Aktivität, wenn wir die Bewegungen, die wir beobachten, selbst gut kennen. Wenn wir uns mental vorstellen, eine Bewegung auszuführen, dann ist der primäre motorische Kortex mit den oberen Motoneuronen ebenfalls aktiv und vermutlich auch der primäre sensorische Kortex, wenn wir uns vorstellen, wie sich die Bewegung dann anfühlt. Wenn wir aber selbst die Bewegung tatsächlich ausführen, dann bekommen wir zusätzlich noch das propriozeptive Feedback. Es wird vermutet, dass diese unterschiedlichen Stufen der Aktivitäten in dem Bewegungsnetzwerk uns zwischen Selbst- und Fremdwahrnehmung und zwischen vorgestellter und tatsächlicher Handlung unterscheiden lassen.

Augenbewegungen

Unsere Augen sind insofern besondere Sinnesorgane, als wir sie unabhängig von unserem Kopf bewegen können. Nase und Ohren können dies nicht. Sechs Muskeln sind um den Augapfel herum gruppiert, die ihn in alle Richtungen bewegen und auch um die eigene Achse rotieren lassen. Diese Muskeln werden vom Hirnstamm aus über verschiedene Hirnnerven gesteuert. Je nachdem, wie wir das Auge ausrichten, wird bestimmt, was wir sehen können. Das hört sich erst einmal simpel an. Unsere Augenbewegungen sind allerdings Teil eines komplexen Systems.

Es gibt vielfältige Augenreflexe, die unbewusst unsere Augen beispielsweise auf Änderungen unserer eigenen Körperlage oder Kopforientierung hin ausrichten. Der vestibulookuläre Reflex, kurz VOR, ermöglicht uns eine stabile visuelle Wahrnehmung, indem er Informationen aus dem Innenohr berücksichtigt und bei plötzlichen Kopfbewegungen reflektorisch eine kompensatorische Blickbewegung zur Gegenseite auslöst. Damit können wir das wahrgenommen Bild stabil halten.

Sakkaden und andere willentliche Augenbewegungen

Neben den Reflexen können wir unsere Augenbewegungen bekanntlich auch bewusst und willentlich steuern. Wie dies geschieht, soll an dieser Stelle nur kurz angerissen werden, um die Bedeutung der Augenbewegung im Zusammenhang mit der Bewegung unseres Körpers und dessen Relevanz für die Yogapraxis zu verstehen.

Es gibt drei verschiedene willentliche Arten von Augenbewegungen, um ein Ziel im Fokus zu behalten: Bei der glatten Augenbewegung folgen die Augen stetig einem sich bewegenden Ziel und beide Augen bewegen sich dabei aufeinander abgestimmt. Bei der Vergenz bewegen sich beide Augen gleichzeitig aufeinander zu, nämlich dann, wenn sich das Ziel nähert, oder voneinander weg, wenn sich das Ziel entfernt. Bei der Sakkade springen die Augen sehr schnell von einem Ziel auf das nächste Ziel.

Zur Ausführung dieser Sakkaden sind mehrere Bereiche des Gehirns involviert:

- Das frontale Augenfeld, ein Bereich im frontalen Kortex benachbart zum prämotorischen Areal gelegen, ist involviert bei der Planung und Initiierung einer Sakkade und berechnet die Richtung und Entfernung.
- Der parietale Kortex steuert die visuelle Aufmerksamkeit.
- Die oberen Hügelchen (siehe Abbildung Seite 87), eine Struktur am oberen Ende des Hirnstamms, integrieren visuelle und motorische Signale und geben das Signal zur Ausführung der Sakkade weiter an den Hirnstamm.
- Die Basalganglien hemmen die oberen Hügelchen bei Bedarf.
- Kerne im Hirnstamm senden das Signal über die Hirnnerven an die Augenmuskeln.

Wenn wir Sakkaden ausführen, also das Auge von einem Punkt auf den nächsten springt, wie beim Lesen, werden für diesen Moment alle visuellen Eingangssignale ausgeblendet. Dieses Phänomen nennt man die *sakkadische Unterdrückung*. Unbewusst bewegen sich unsere Augen etwa zweimal pro Sekunde und projizieren dadurch die Objekte, die für uns von Interesse sind, auf den besonders empfindlichen Teil der Netzhaut, in dem wir eine hohe Auflösung des Bildes erreichen, die Fovea (siehe Seite 52). Wir sind uns dieser schnellen Augenbewegungen in der Regel nicht bewusst, da das Bild für den Augenblick der Augenbewegung unterdrückt wird. Das kann man untersuchen, indem man unter experimentellen Bedingungen genau in diesem Moment auffällige visuelle Stimuli in der Nähe des Fixationspunktes präsentiert. Diese Stimuli fallen auf, wenn wir einen Punkt fixieren, aber sie werden nicht wahrgenommen, wenn wir gerade eine schnelle Augenbewegung machen. Als Beispiel dient die Abbildung unten: Würden wir den roten Punkt fixieren und würde das schwarze Kreuz für eine kurze Dauer aufblinken, so würden wir es sicher wahrnehmen. Würde das schwarze Kreuz allerdings in dem Moment aufblinken, wenn wir gerade eine Sakkade vom roten zum blauen Punkt machen, so würden wir es nicht wahrnehmen. Genau das ist die sakkadische Unterdrückung.

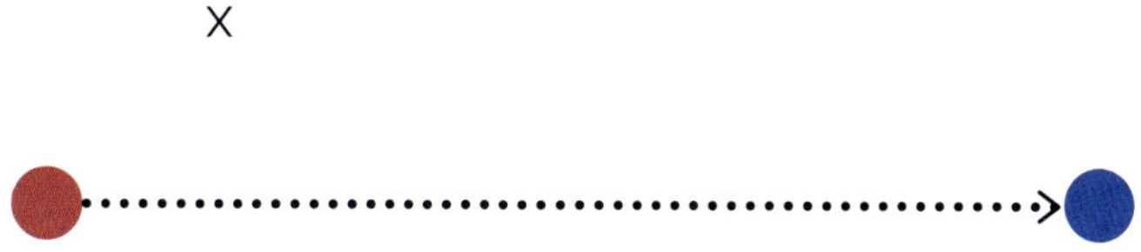

Ebenso wie bei anderen Bewegungen des Körpers arbeitet ein Netzwerk über verschiedene Bereiche des Gehirns zusammen, um am Ende eine zielgerichtete Augenbewegung und eine bedeutungsvolle Wahrnehmung zu erzeugen. Die Augenbewegung zu initiieren wiederum benötigt zusätzlich Planungs- und Kontextinformationen.

Augen- und Kopfbewegung bei Drehungen

Im Alltag bewegen wir meistens unseren ganzen Körper zusammen mit dem Kopf und den Augen, um uns im Raum zu orientieren. Die Koordination unseres Körpers ist dabei auf unsere Augenbewegungen abgestimmt. Wenn wir uns zu einer Seite drehen, wird die Bewegung in der Regel erst durch die Augenbewegung initiiert; dann folgen nacheinander die Kopfbewegung, der Oberkörper und die Füße. Diese koordinative Abfolge der Bewegung wird auch beibehalten, wenn die Umgebung dunkel ist und keine visuelle Information wahrgenommen werden kann. Wenn allerdings die Augenbewegung bei einer Drehbewegung des Körpers unterbunden wird, dann scheinen die Koordination und die Geschwindigkeit der Bewegungen in der Reihenfolge von Kopf bis Fuß gestört zu werden. Dies deutet daraufhin, dass die Drehbewegungen des Körpers in Abhängigkeit von den Augenbewegungen gesteuert werden.

Forscher aus Köln um den Physiologen Otmar Bock untersuchten, ob diese koordinative Reihenfolge auch unter natürlicheren Alltagsabläufen eingehalten wird. Dafür gaben sie Teilnehmern die Aufgabe, in einem simulierten Supermarkt nach Gegenständen zu suchen, um diese einzukaufen. Die Kölner Forscher konnten die aufeinanderfolgende Sequenz zwischen Augen-, Kopf-, und Oberkörperbewegungen bestätigen. Es wird vermutet, dass die Koordination der Körper- und Augenbewegungen aufeinander abgestimmt ist, da sie als Ganzes unsere Blickrichtung bestimmt. Denn durch das Drehen unseres Kopfes und Oberkörpers und auch durch Beinbewegungen können wir ein weit größeres visuelles Feld erfassen, als wenn wir nur die Augen bewegen könnten.

Als eine der wesentlichen Gehirnstrukturen, die vermutlich diese verschiedenen Bewegungen aufeinander abstimmt, werden die *oberen Hügelchen* genannt (siehe Abbildung nächste Seite). Lange Zeit war diese Struktur vor allem dafür bekannt, Sakkaden und damit auch die Blickrichtung zu steuern. Immer mehr Studien zeigen mittlerweile, dass die Aufgabe der oberen Hügelchen weit komplexer zu sein scheint als ursprünglich angenommen. Denn vermutlich sind sie auch für die Integration und koordinierte Steuerung von Augen-, Kopf-, und Skelettmuskulatur zuständig.

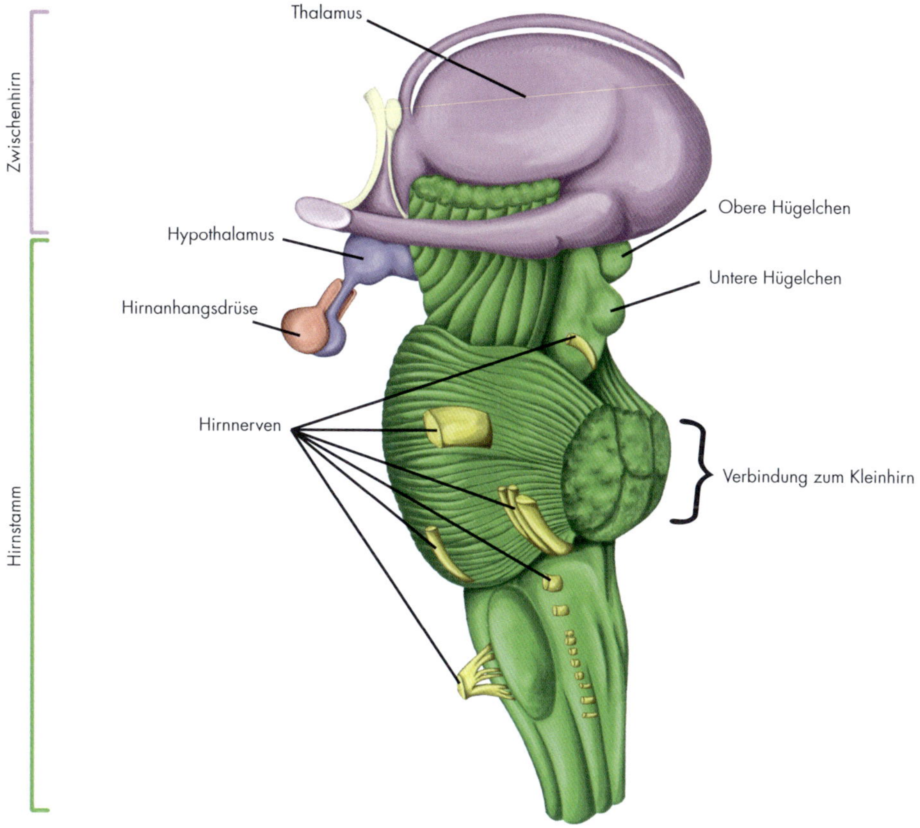
Zwischenhirn
Hirnstamm
Thalamus
Hypothalamus
Hirnanhangsdrüse
Obere Hügelchen
Untere Hügelchen
Hirnnerven
Verbindung zum Kleinhirn

Augenbewegungen und Motorik

1. Stelle dich in aufrechter Körperhaltung mit stabilem Stand hin. Fixiere dein Becken, sodass es nach vorne ausgerichtet ist.
2. Strecke die Arme vor dir aus und verschränke die Hände. Lege die Zeigefinger gestreckt aneinander. Atme hier ein.
3. Mit der Ausatmung drehe deinen Oberkörper zur rechten Seite, so weit, wie du kannst. Dein Becken bleibt dabei stabil nach vorne ausgerichtet. Schaue in Richtung der Verlängerung deiner Zeigefinger und merke dir diesen Punkt als Vergleich.
4. Bleibe in dieser Drehung. Mache eine Sakkade, also eine schnelle Augenbewegung nach rechts. Halte deine Augen für einen Moment dort. Nun überprüfe, ob du deinen Oberkörper weiter nach rechts drehen kannst.
5. Den gleichen Ablauf kannst du natürlich auf der anderen Seite testen.

Im Normalfall dürfte die Augenbewegung dir ermöglicht haben, noch etwas weiter zu drehen. Dies zeigt, wie stark Augen- und Körperbewegungen gekoppelt sind.

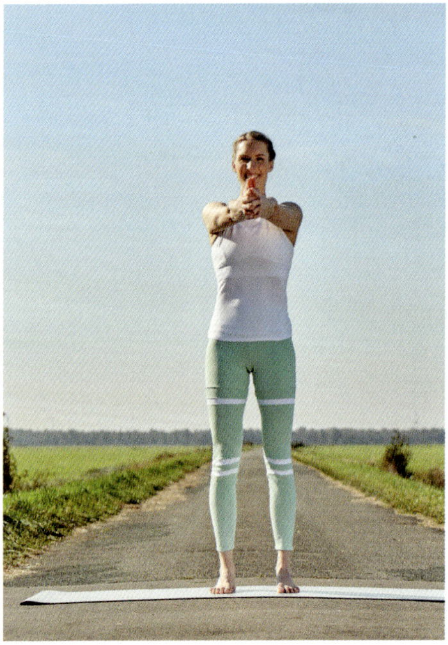

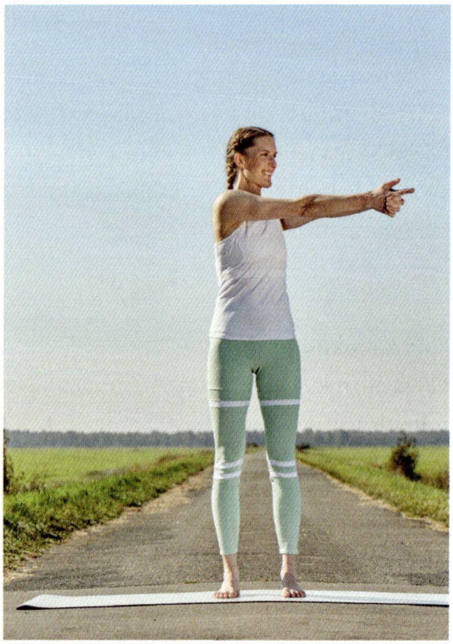

Die Rolle der Drishti

In der Yogapraxis ist die Fixierung eines Punktes während einer bestimmten Yogahaltung bekannt als Drishti. Die Drishti spielt zumindest in einigen Yogastilen, wie im Ashtanga Yoga, eine große Rolle. Die Fixierung der Augen auf einen bestimmten Punkt basiert auf der Idee, dass unsere Aufmerksamkeit immer dort ist, wo unsere Augen hinschauen. Das Ziel von Yoga ist es, den Geist zur Ruhe zu bringen. Es kann zum Erreichen dieses Ziels sinnvoll sein, die Augenbewegungen zu unterdrücken. Auf diese Weise vermeidet man zudem, im Raum umherzusuchen und dadurch die Fokussierung auf uns selbst zu stören. Es gibt zwar Hinweise darauf, dass, auch wenn wir die Augen auf ein Ziel fixiert halten, unsere Aufmerksamkeit auf ein anderes Objekt gerichtet sein kann. Werden allerdings Sakkaden auf ein Ziel verursacht, so ist es sehr wahrscheinlich, dass auch unsere visuelle Aufmerksamkeit auf diesen Zielpunkt springt.

Tatsächlich konnte gezeigt werden, dass wir unsere Augen nicht auf ein bestimmtes Objekt lenken können, ohne dabei unsere Aufmerksamkeit damit zu befassen. Das Netzwerk der Sakkadensteuerung hängt neuronal eng mit unserer visuellen Aufmerksamkeit zusammen. Wenn wir also in einer Yogahaltung unseren Blick nicht willentlich wenden, dann vermeiden wir zumindest die visuelle Ablenkung.

In diesem Zusammenhang sollte nicht verwirren, dass selbst dann, wenn wir einen Punkt fixieren, immer noch Mikrosakkaden, also sehr schnelle, ruckartige Augenbewegungen (siehe Sakkaden Seite 85) zu beobachten sind. Diese sind zwar von außen nicht sichtbar, aber sie helfen uns vermutlich, die Aufmerksamkeit auf dem Punkt zu halten. Zudem sorgen sie möglicherweise dafür, dass wir den Fixationspunkt klar sehen können, denn es gibt Neurone, die vor allem auf eine Änderung des visuellen Eingangssignals reagieren.

Sich zu fokussieren, also die Augen an einem bestimmten Punkt zu halten, braucht vor allem auch kognitive Ressourcen, denn ein möglicher Drang, den Blick zu ändern, muss unterdrückt werden. Diese Kontrolle des Blickes bedeutet gemeinsam mit der Konzentration auf den eigenen Körper und seinen Atem eine große Herausforderung, die uns unsere Umgebung leicht vergessen lassen kann. Wenn dies gelingt, wird die Wahrscheinlichkeit, dass die Gedanken dann noch umherwandern, in jedem Fall kleiner.

Das Rückenmark in Bewegung

Nicht nur in Großhirn, Kleinhirn und Hirnstamm werden Bewegungen gesteuert. Wie wir im ersten Kapitel bereits gelernt haben, laufen einfache Reflexe direkt auf der Ebene des Rückenmarks ab. Diese einfachen Reflexe, die nur über eine Synapse im zentralen Nervensystem verschaltet sind und die einen Effekt in dem gleichen Organ hervorrufen, in dem sie ausgelöst worden sind, nennt man *Eigenreflexe.* Darüber hinaus finden sich auf der Ebene des Rückenmarks auch komplexere Reflexe, die eine größere Anzahl von Synapsen benötigen. In diesen Fällen sprechen wir von Fremdreflexen.

Auch komplexere Bewegungsmuster, wie das Gehen, prägen sich auf Rückenmarksebene ein. Diese Bewegungsmuster zeichnen sich dadurch aus, dass sie rhythmisch ablaufen und stets aus den gleichen Abläufen bestehen. Ein etwas drastisches, aber eindrückliches Beispiel ist das Huhn, das selbst ohne Kopf noch laufen kann. Für Menschen ist dies in gleicher Weise bezeugt. Die neuronalen Grundlagen für dieses Phänomen werden im wissenschaftlichen Englisch als »Locomotion« bezeichnet.

Obwohl recht viele Muskeln an der Fortbewegung beteiligt sind, handelt es sich um ein eingespieltes Muster der Aktivierung. Die Flexoren und Extensoren hemmen sich dabei gegenseitig und sind untereinander auf Höhe des Rückenmarks verschaltet; ebenso gekoppelt sind die rechte und linke Körperseite, sodass jeweils eine Seite komplementär zur Gegenseite aktiviert ist. Ist zum Beispiel links ein Hüftbeuger aktiv, so muss der Hüftstrecker auf der gleichen Seite gehemmt werden, um eine Beugung zuzulassen. Auf der rechten Seite ist es umgekehrt.

Diese sogenannten zentralen Mustergeneratoren können recht komplexe Bewegungsmuster steuern, solange sie rhythmisch ablaufen. Für uns fühlt sich die Bewegung dann automatisch an. Solche Bewegungen brauchen keine oder nur wenig Aufmerksamkeitsressourcen. Daher fällt es leicht, uns beim Spazierengehen mit Freunden auf ein Gespräch zu konzentrieren. Über das Gehen müssen wir dabei nicht nachdenken.

Auch wenn diese Bewegungen automatisch ablaufen und auf sensorische Signale nicht zwingend angewiesen sind, so beeinflussen propriozeptive und sensorische Informationen doch unsere Gangart. Zudem können wir bewusst in dieses Muster eingreifen. Signale aus dem Hirnstamm initiieren dabei die Aktivität in den zentralen Mustergeneratoren. Der motorische Kortex spielt beispielsweise eine Rolle, wenn es darum geht, die Schrittgröße auf das visuell wahrgenommene Umfeld anzupassen. Und das Kleinhirn ist wichtig dafür, die Intensität und die zeitliche Abfolge genau zu regulieren. Die rhythmische Bewegung würde weiterhin ohne das Kleinhirn funktionieren, aber sie würde unkoordiniert aussehen, etwa wie bei einem betrunkenen Menschen. Im Zusammenhang mit Yoga solltest du aus diesem Abschnitt mitnehmen, dass wir während unseres ganzen Lebens solche rhythmischen, quasi automatisierten Abläufe erlernen können. Automatisierung und Fokussierung spielen eine zentrale Rolle für das Verständnis der positiven Wirkungen von Yoga. Gerade hast du einige Grundlagen hierfür verstanden.

Was im Gehirn beim Lernen geschieht

Wer schon einmal Yoga praktiziert hat, kann nachvollziehen, dass vor allem in der ersten Zeit der regelmäßigen Yogapraxis viel Neues gelernt und schnelle Fortschritte erzielt werden können. Neue Yogahaltungen und deren jeweilige Ausrichtung werden relativ rasch erlernt. Schnell entsteht ein gewisses Gefühl für den eigenen Körper und die Kontrolle des Bewegungsapparates. So entstehen ein erstes sehr positives Feedback und ein angenehmes Körpergefühl. Vielleicht fühlt man auch bestimmte Bereiche des Körpers ganz anders als vor Beginn der Yogapraxis. Es ist nicht ungewöhnlich, dass man anfangs in wenigen Trainingseinheiten größere Fortschritte macht. Ebenso normal ist es, dass diese Fortschritte mit der Zeit langsamer werden und intensivere und längere Trainingseinheiten brauchen. Dennoch ist fortgesetztes Üben stets mit weiterem Lernen verbunden.

Die Bedeutung von Fehlern und Kontext

Der kanadische Psychologe Donald Hebb (siehe Seite 38) prägte die Neurologie vor allem durch seine Theorie zur *Neuroplastizität.* Dieser Begriff beschreibt die Adaptierbarkeit neuronaler Verbindungen, die eine wesentliche Grundlage des Lernens darstellt. Nach der Hebb'schen Lernregel sind es vor allem Wiederholungen, die Erfahrungen verfestigen. Wenn eine Nervenzelle eine andere Nervenzelle mehrfach anregt, dann verstärkt sich die Verbindung zwischen diesen Nervenzellen. Übersetzt auf das Lernen von Bewegungen bedeutet dies, dass sich durch mehrfaches Üben Aktivierungsmuster verstärken. Dadurch werden Übungen weniger mühsam. Regelmäßiges Üben ist also förderlich zum Erlernen neuer Bewegungsmuster.

Neben der reinen Wiederholung profitiert unser Nervensystem auch von eingehenden Störsignalen. Ein solches kann zum Beispiel ein Fehler sein oder auch das Bewusstsein, dass die Bewegung anders aussehen oder sich anders anfühlen müsste. Um Neues zu lernen, braucht unser Gehirn neue Reize und Fehlersignale. Machen wir keine Fehler, lernen wir, wenn überhaupt, nur wenig und sehr langsam. Zum anderen aber braucht unser Gehirn auch Erfolgserlebnisse, um motiviert zu bleiben und um zu verstehen, in welche Richtung sich Veränderung weiterentwickeln soll. Für jegliches Lernen ist es deshalb wichtig, dass die Übung nicht derart schwierig ist, dass wir keine Erfolgserlebnisse haben; dennoch sollte sie so schwierig sein, dass wir noch Fehler machen, denn diese zeigen uns, worauf wir unsere Aufmerksamkeit richten müssen.

Dass wir überhaupt Fehler erkennen können, verdanken wir unserem sensorischen System. Natürlich kann uns auch ein Lehrer auf Fehler oder Verbesserungspotenzial hinweisen. Aber wir haben auch einen ganz eigenen Fehlerdetektor im Körper eingebaut, nämlich unsere propriozeptive Wahrnehmung, die nach jeder Bewegung zurückmeldet, ob der erwartete Effekt eingetroffen ist. Tatsächlich scheinen wir ohne sensorische Rückmeldung gar nicht lernen zu können.

Lernen basiert auf Vorhersageprozessen und Feedback

Lernen basiert unter anderem auf Vorhersageprozessen, wie wir sie bereits betrachtet haben. Wir haben bereits erfahren, dass unser Gehirn vor der Durchführung einer bestimmten Bewegung ein Vorhersagemodell erzeugt. Ohne ein solches Modell ist Lernen unmöglich.

Ebendiesen Effekt haben amerikanische Forscher um Richard Held in den 1960er-Jahren gezeigt, als sie ein klassisches Experiment des deutschen Arztes und Physikers Hermann von Helmholtz aus dem Jahr 1867 wiederholten. In den Experimenten sollten die Teilnehmer mit ihrem Finger auf ein visuelles Ziel zeigen. Dabei trugen sie Prismenlinsen. Solche Linsen führen zu einer Verschiebung unseres Seheindruckes und damit auch des Ziels einer Greifbewegung. Die Probanden lernten nach einigen Fehlversuchen, korrekt auf den verschobenen Zielpunkt zu zeigen. Wenn sie danach die Prismenlinsen ablegten und dann auf das Ziel zeigen sollten, konnte eine Verschiebung der Greifbewegung in die entgegengesetzte Richtung beobachtet werden. Dieses Phänomen ist bekannt als Nacheffekt der Anpassung. Held und Kollegen wiederholten dieses Experiment mit einer zweiten, neuen Bedingung: Zusätzlich zur selbst initiierten Greifbewegung wurde ihr Arm in der zweiten Bedingung auch passiv bewegt. Dabei beobachteten die Probanden auch die passive Bewegung durch die Prismenlinsen. Interessanterweise konnte der typische Nacheffekt, der nach dem Lernen dieser Zusammenhänge auftritt, nur beobachtet werden, wenn die Teilnehmer ihren Arm aktiv bewegten. Auch wenn die Probanden visuell die gleichen Informationen bekommen hatten, fehlte in der passiven Bedingung die essenzielle Verknüpfung der motorischen Planung, die wir bereits als Efferenzkopie kennengelernt haben.

Wenn die Bewegung nicht aktiv durchgeführt wird, scheint das Gehirn kein Vorwärtsmodell zu berechnen, sodass der Abgleich mit dem Feedback nicht stattfinden kann. Hier schließt sich der Kreis: Die Vorhersage der Bewegung scheint sehr wichtig zu sein, damit wir aus Fehlern lernen und die motorische Steuerung anpassen können.

Vom Groben zum Feinen

Wenn wir etwas Neues lernen, dann funktioniert das am besten, wenn wir an etwas anknüpfen, das uns bereits bekannt ist. Bewegung und Sprache sind in sogenannten Chunks (englisch für Brocken, Klumpen) organisiert – gebündelte Informationspakete. Bereits in den 1950er-Jahren wurde dieser Begriff durch den US-Amerikaner George Miller geprägt, der herausgefunden hatte, dass die meisten Menschen sieben plus/minus zwei Chunks im Kurzzeitgedächtnis speichern können. Wenn es sich also um eine rein zufällige Reihenfolge von Zahlen handelt, dann können sich die meisten Menschen fünf bis neun Zahlen kurzfristig einprägen und sie wiederholen. Diese Einheit wird Chunks genannt, denn ein Chunk kann auch eine Bündelung von Informationen sein. Ein Chunk könnte zum Beispiel eine vierstellige Jahreszahl sein. Wenn es sich dabei nicht um Informationen ohne Kontext handelt, sondern um bedeutungsvolle Informationen, zum Beispiel um die Jahreszahlen von Geburtstagen der Familienmitglieder, dann können wir uns mehr Chunks merken. Darüber hinaus gibt es viele weitere Möglichkeiten, das Kurzzeitgedächtnis mit unterschiedlichen Techniken zu erweitern.

Das Prinzip der Chunks sagt viel darüber aus, wie wir lernen und uns dann erinnern können. Je mehr Expertise wir in einem bestimmten Bereich haben, desto größere Chunks können wir bilden und desto schneller gelingt uns das Clustern, also das Gruppieren von Informationen oder auch das sinnvolle Zusammenführen von Chunks. So lernen wir immer vom Groben zum Feinen. Zuerst brauchen wir ein allgemeines Verständnis oder einen Kontext, bevor wir auf Details achten können. Und bevor wir einzelne Yogahaltungen zu flüssigen Bewegungen aneinanderreihen und dabei noch auf unseren Atem achten können, müssen wir erst die Grundlagen, also einzelne Haltungen und deren Ausrichtung verinnerlicht haben. Daher ist es sinnvoll, Anfänger anders zu unterrichten als Fortgeschrittene. Und es macht Sinn, am Anfang einer Yogaeinheit Grundlagen zu vermitteln, auf die im Verlauf der Praxis weiter aufgebaut werden kann.

In der Kognitionsforschung wird oft zwischen Experten und Novizen unterschieden, wobei Experten über domänenspezifisches Wissen verfügen und Novizen Anfänger mit gewöhnlichem Allgemeinwissen sind. Im Kontext von Yoga wäre ein Experte zum Beispiel ein Yogalehrer oder ein geübter Yogi und ein Novize ein Yogaanfänger. Es wird davon ausgegangen, dass Experten größere Chunks bilden können als Novizen, da sie den Bündelungen durch ihr Wissen und ihre Erfahrung mehr Bedeutung geben können. Auch das Abrufen des Wissens gelingt besser, weil sie mehr Assoziationen mit ihrem vorhandenen Wissen bilden können. So fällt es einem geübten Yogalehrer sicherlich leichter, den Ablauf der Yogaeinheit zu merken, als jemandem, der bisher noch nie unterrichtet hat.

Veränderungen im Gehirn durch Lernen

Veränderungen im Gehirn durch Lernprozesse können sowohl strukturell als auch funktionell beobachtet werden. Strukturelle Veränderungen durch Lernprozesse werden oft durch ein größeres Volumen der grauen Substanz in spezifischen aufgabenrelevanten Gehirnregionen beschrieben. Da die graue Substanz vor allem aus Zellkörpern und ihren jeweiligen Verbindungen besteht, wird angenommen, dass diese Vergrößerung des Volumens auf drei verschiedene Prozesse zurückzuführen ist: die Zunahme von Dendriten (also die Zellfortsätze, die Signale empfangen), das Formen neuer Synapsen (also Verbindungen zwischen Nervenzellen) und die Zunahme der Größe von Gliazellen (die Stützzellen, die auch bei der Homöostase eine große Rolle spielen). So wurde beispielsweise bei Probanden, die über drei Monate gelernt hatten, Bälle zu jonglieren, ein größeres Volumen der grauen Substanz in parietalen Bereichen des Gehirns festgestellt. Diese Bereiche sind unter anderem für die Verarbeitung von visuellen und räumlichen Informationen in Bezug zum eigenen Körper verantwortlich.

Neben den strukturellen Veränderungen werden zumeist funktionelle Veränderungen durch das Lernen beschrieben. Diese funktionellen Veränderungen können im Gehirn entweder Veränderungen in den Körperrepräsentationen auf der Hirnrinde sein – also zum Beispiel vergrößerte Handrepräsentationen im motorischen Kortex (siehe Homunkulus Seite 68) und damit eine Änderung der Nutzung der bisherigen Netzwerke. Oftmals wird auch eine Zu- oder Abnahme der Aktivität in bestimmten Gehirnarealen oder eine Verschiebung der Aktivität innerhalb von Netzwerken beschrieben.

Der Homunkulus adaptiert sich

Ein wesentliches Areal für das motorische Lernen ist der primäre motorische Kortex. Aus der Forschung mit Ratten weiß man, dass der primäre motorische Kortex für das Lernen von motorischen Aufgaben essenziell ist. Ist jedoch ein bestimmter Ablauf erlernt, so ist er nicht notwendigerweise für die Ausführung erforderlich. Das Abrufen der erlernten Sequenzen unterstützen andere Gehirnareale.

In verschiedenen Studien wurde beschrieben, dass sich die Repräsentationen von bestimmten Körperteilen im motorischen und somatosensorischen Kortex vergrößern, wenn diese Körperteile in den jeweiligen Sportarten oder bei Musikern besonders wichtig sind und viel genutzt werden. So wurde beispielsweise in einer Studie mit Klavierspielern gezeigt, dass diejenigen, die hauptsächlich die rechte Hand zum Spielen nutzten, eine ausgeprägte Handrepräsentation in der linken Hemisphäre zeigten. Bei den Streichinstrumentalisten, die hauptsächlich ihre linke Hand für die Feinmotorik nutzten, war es umgekehrt: Sie zeigten eine ausgeprägte Handrepräsentation in der rechten Hemisphäre.

Freilich bleibt es möglich, dass die Probanden bereits vor den Untersuchungen diese ausgeprägten Repräsentationen besaßen – sozusagen als anatomische Entsprechung ihres Talents. Allerdings deuten auch andere Studien darauf hin, dass sich die Repräsentationen entlang des Homunkulus durch motorisches Lernen verändern.

Es gibt sogar Untersuchungen dazu, wie schnell sich die Repräsentationen im somatosensorischen und motorischen Kortex ändern können, wenn einfache Fingerbewegungssequenzen geübt werden. Die Ergebnisse variierten zwischen 15 bis 30 Minuten und bis zu drei Wochen. Dabei scheint die Veränderung der kortikalen Repräsentationen mit dem Übungseffekt zu korrelieren: Je besser die Fingerbewegungssequenz erlernt wurde, desto stärker hatte sich die kortikale Repräsentation vergrößert. Dementsprechend ist damit zu rechnen, dass die Yogapraxis, in der sehr viel Aufmerksamkeit auf die differenzierte Körperwahrnehmung und deren Steuerung gelegt wird, zumindest in der Frühphase des Trainings zu erheblichen Änderungen des Homunkulus führt. Vielleicht erinnerst du dich an Yogunculus, der durch das Ausprobieren neuer Bewegungen rasch seine Erfahrung erweiterte.

Verfestigung der Erfahrung über neuronale Netzwerke

Beim Verfestigen der Erfahrung machen sich die Änderungen dann möglicherweise eher innerhalb des motorischen Netzwerkes bemerkbar. Denn es wurde festgestellt, dass die motorische Planung zwischen Novizen und Experten unterschiedlich ist. Die neuronalen Netzwerke verändern sich während der Planungsphase infolge regelmäßiger Praxis.

Es wird angenommen, dass während der ersten Phase des Lernens motorischer Fähigkeiten ein Netzwerk zwischen dem supplementären und dem primären motorischen Kortex zusammen mit dem präfrontalen Kortex aktiv ist. Diese Bereiche sind wichtig für die motorische Planung und den Fokus auf die Aufgabe. Zudem scheinen Novizen auch damit beschäftigt zu sein, relevante von irrelevanten Informationen zu filtern.

Mit zunehmendem Lernfortschritt verschiebt sich diese Aktivierung. Zusätzlich zu den motorischen Arealen sind dann ebenso der parietale Kortex, die Basalganglien und das Kleinhirn involviert. Die Aktivierung verschiebt sich dann also von präfrontal in der Lernphase zu parietal nach dem Lernfortschritt. So wird vermutet, dass die neuronalen Netzwerke bei Experten effizienter organisiert sind, und zwar mit dem Fokus auf die anstehende Aufgabe. Dies resultiert in einer ausschließlichen Aktivierung von Arealen, die für visuelle Verarbeitung, motorische Steuerung und Integration dieser beiden Informationen zuständig sind.

Das Lernen neuer Bewegungsmuster erfolgt in einem Netzwerk zwischen kortikalen Regionen und sogenannten *subkortikalen* Strukturen wie den Basalganglien und dem Kleinhirn. Wie wir bereits gelernt haben, unterstützen die Basalganglien und das Kleinhirn die fein aufeinander abgestimmten erlernten Bewegungsmuster (siehe Finetuning der Bewegung, Seite 75 ff.). Dieses raffinierte Netzwerk erlaubt das Zusammenspiel der bewussten Aufmerksamkeitslenkung und dem Registrieren von Fehlern mit der motorischen Feinsteuerung. Es bedarf jedoch längeren Trainings, ehe dieses Netzwerk effizient funktioniert.

Offline-Lernen

Nach einer Lernphase folgt die Konsolidierung des Gelernten, also das dauerhafte Abspeichern, sodass ein späteres Abrufen des Gelernten über längere Zeit hinweg möglich wird. Es wird angenommen, dass diese Konsolidierung dazu beiträgt, den Lerneffekt nach dem eigentlichen Training »offline« zu verbessern. Dies kann möglicherweise geschehen, indem sich die durch das Üben neu gebildeten Verbindungen auch nach dem Üben weiter verfestigen.

Beim Lernen motorischer Fähigkeiten scheint der Konsolidierungsprozess direkt nach dem Training einzusetzen. Es wird vermutet, dass die gerade trainierten Abläufe im Gehirn erneut durchgespielt werden, allerdings in schnellerer Geschwindigkeit entweder in der tatsächlichen oder in umgedrehter Reihenfolge, also rückwärts (siehe Regeneration und Ruhepausen Seite 42). Da unsere Erinnerungen offline konsolidiert werden, kann es durchaus auch beim Abspeichern zur Abwandlung von Gedächtnisinhalten kommen. Solche Abwandlungen sind umso wahrscheinlicher, je mehr ähnliche Abläufe in kurzer Zeit memoriert werden. Es scheint deshalb sinnvoll zu sein, unmittelbar nach dem Erlernen neuer Fähigkeiten einen Moment zu ruhen, ohne Ablenkung zuzulassen. Am Ende der Yogapraxis nutzen wir Savasana, die Totenstellung, in der wir die Augen schließen und die zuvor geübten Bewegungen nachwirken lassen.

Leichter lernen durch multisensorische Informationen

Ergänzende Eindrücke durch alternative sensorische Modalitäten können den Lerneffekt beschleunigen. Gemeint ist zum Beispiel, dass es uns leichter fällt, einer Person eine Stimme zuzuordnen (auditiv), wenn wir gleichzeitig das Gesicht der Person sehen (visuell). Haben wir mehrere sensorische Kanäle während des Trainings zur Verfügung, so wirkt sich dies vorteilhaft auf den Lerneffekt aus. Studien haben gezeigt, dass multisensorisches Training bis zu 60 Prozent effizienter ist.

Auch beim Lernen von Bewegungsabfolgen wurde der Lerneffekt signifikant beschleunigt, wenn die motorischen Handlungen zusätzlich durch einen gleichzeitigen auditiven und visuellen Reiz verstärkt wurden. Dies lässt vermuten, dass der Lerneffekt umso erfolgreicher wird, je mehr Reize den Lernzusammenhang bestätigen. Dies ist allerdings spekulativ und es bleibt eine offene Frage, ab wann das multisensorische Training zur Reizüberflutung wird.

Auch in der Yogapraxis kann das Nutzen mehrerer Sinnesmodalitäten zum Erlernen neuer Inhalte sinnvoll sein. Ein einfaches Beispiel ist das Üben der motorischen Kontrolle der einzelnen Zehen. Anfänger haben in der Regel keine Übung darin, ihre Zehen zu spreizen und die Fußmuskeln in dieser Weise zu aktivieren. Natürlich haben sie das propriozeptive Feedback, aber wenn sie die Bewegung gar nicht erst auslösen können, dann bleibt dieses aus. Da das Gehirn vermutlich keine Erfahrung mit dieser Bewegung hat, kann es kein Vorwärtsmodell von der Bewegung und der erzeugten Rückmeldung erstellen.

In solchen Fällen ist es sehr hilfreich, die multisensorische Erleichterung zu nutzen. Ein erster und einfacher Schritt ist immer der visuelle Kanal, sofern das Körperteil in unser Gesichtsfeld gerückt werden kann. Es hilft, auf die Zehen zu sehen, wenn man versucht, diese einzeln zu bewegen, da wir damit nicht nur unsere visuelle Aufmerksamkeit auf die Zehen richten, sondern auch, weil wir jede kleine erfolgreiche Bewegung unmittelbar auch visuell registrieren können. Eine weitere Möglichkeit ist es, die Zehen anzufassen, um einen taktilen Reiz zur Verstärkung zu erzeugen. Dabei bleibt der permanente Versuch zentral, die Zehen selbst zu bewegen, da nur so ein Vorwärtsmodell erzeugt werden kann. Ziel muss es sein, den oberen Motoneuronen im primären motorischen Kortex beizubringen, wann ein Signal erfolgreich bis zum Zeh gesendet wird, sodass dort eine Bewegung entsteht. Das kann zu Beginn sehr mühsam sein, da wenige Erfolgserlebnisse schnell zur Demotivation führen. Sobald der Durchbruch aber da ist, die Verbindung geschaffen und der Zeh angesteuert werden kann, fällt es meistens auch leichter, die Bewegungsrichtung der Zehen dann noch weiter zu trainieren und zu verfeinern.

Gespreizte Zehen im Boot

Das Boot erfordert starke Bauchmuskeln und einen ebenso starken Hüftbeuger, um die Beine entgegen der Schwerkraft oben zu halten. Wichtig ist dabei die Länge der Wirbelsäule. Daher taste dich gerne in Stufen an diese Übung heran und wähle den Schwierigkeitsgrad, den du für einige Atemzüge in dieser Ausrichtung halten kannst. Da es hierbei unter anderem um das Spreizen der Zehen geht, kannst du auch die Füße am Boden lassen und dich zunächst auf die Ansteuerung der Zehen fokussieren.

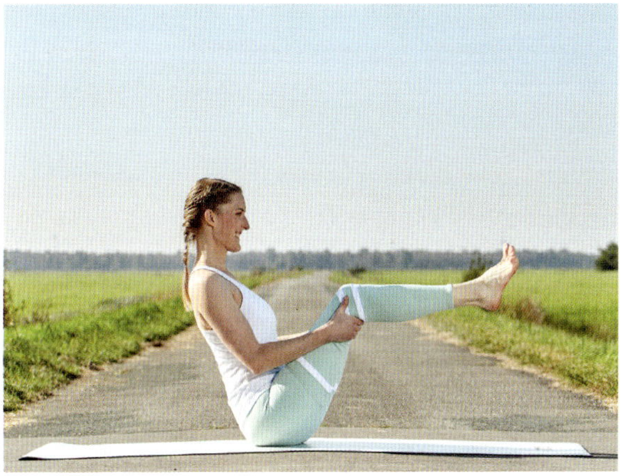

Stufe 1: Starte im Sitzen mit aufgestellten Füßen. Du spürst deine Sitzbeinhöcker auf der Matte. Deine Wirbelsäule sollte lang sein. Bringe deine Hände unter die Kniekehlen. Hebe einen Fuß langsam vom Boden, ohne die Länge im Rücken zu verlieren. Geht das gut, so hebe den anderen Fuß. Der Schwerpunkt verschiebt sich dadurch etwas. Die Hände können dabei unterstützen, das Gewicht der Beine zu halten. Die Unterschenkel sind parallel zum Boden. Du solltest nun deine Zehen gut sehen können. Hier kannst du versuchen, sie zu spreizen.

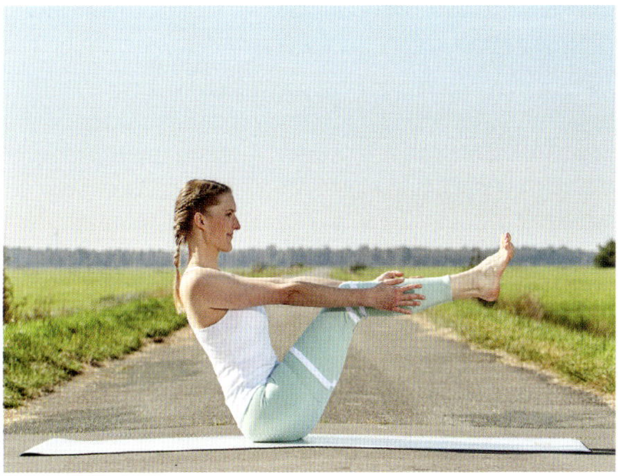

Stufe 2: Sollte sich Stufe 1 für dich leicht anfühlen, kannst du optional deine Hände lösen und die Arme an der Seite deiner Beine nach vorne ausgerichtet strecken. Deine Hüftbeuger müssen nun mehr arbeiten. Fokussiere dich auf die Spreizung der Zehen.

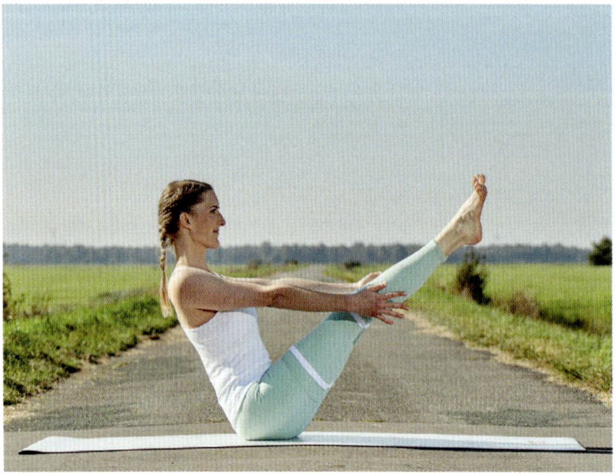

Stufe 3: Wenn dir auch Stufe 2 leichtfällt, kannst du optional noch deine Knie strecken. Das Gewicht der Beine wird damit schwerer. Diese Variante erfordert eine starke Aktivierung der Körpermitte. Die Aufgabe, die Zehen zu spreizen, bleibt in allen Stufen gleich.

Dass wir mit unserem Gehirn überhaupt lernen können, indem wir es herausfordern, ist die Grundlage dafür, dass wir uns bis ins hohe Alter anpassen können. Bewegung fördert auf diese Weise, dass auch unser Gehirn nicht »einrostet«.

Embodiment: Sitzen Emotionen im Körper?

Das vorherige Kapitel verdeutlicht die enge Verflechtung zwischen Körper und Gehirn auf der Basis eines neurobiologischen Zugangs. Diese Verflechtung impliziert ein sehr breites Spektrum an Funktionen, das weit über Yoga und Sport hinausgehend jede menschliche Aktion und Interaktion beschreibt. Durch Bewegungen spüren wir unseren Körper – uns selbst. Unser Körper ist so sehr mit unserem Geist und unserer Kognition verbunden, dass wir Veränderungen unserer Körperwahrnehmung und -kontrolle auf allen Ebenen unseres Seins spüren. Diese Verbindung nennen wir *Embodiment*.

Diesen Begriff können wir in etwa als »Verkörperung« übersetzen. Er bedeutet, dass wir die Welt durch unseren Körper »be-greifen« und »ver-stehen«. Der Neurowissenschaftler Gerald Hüther hat diese Worte sehr anschaulich in einem seiner Vorträge erläutert: Am »Begreifen« sind die Hände beteiligt. Wenn wir etwas mit unseren Händen anfassen, wird ein abstraktes Konzept »greif-bar«. Mit dem Wort »Verstehen« geht unsere Sprache sogar noch etwas weiter. Der Prozess des Verstehens betrifft den gesamten Menschen. Wenn wir etwas verstanden haben, dann hat es »Hand« und »Fuß«, und wir können es selbst erklären..

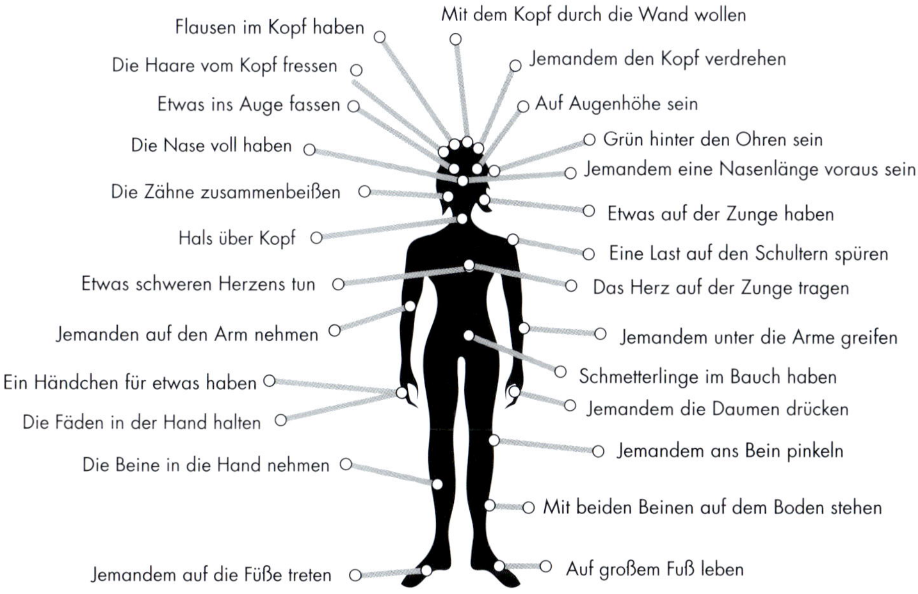

Unsere Sprache zeigt sehr viele Beispiele, wie wir unseren Körper nutzen, um unsere eigenen Gedanken und Gefühle in Redewendungen auszudrücken. So ist jemand sicher »nicht auf den Kopf gefallen«, der »sein Leben in die Hand nimmt« und dem es gelingt, am Ende »fest mit beiden Beinen im Leben zu stehen«. Dies ist nur ein einfaches Beispiel dafür, wie sehr unsere Sprache den Körper als Bild nutzt. Es gibt weitaus mehr Redewendungen als jene, die in der Abbildung auf der vorigen Seite zur Veranschaulichung aufgeführt sind.

Unsere Körperhaltung

Nicht nur in unserer Sprache ist der Körper eng mit unserem Denken verbunden. Auch unsere Körperhaltung zeigt, wie stark unser Denken und Fühlen mit unserem Körper verknüpft sind – und umgekehrt. Sehen wir einen Menschen, der zusammengesunken auf einem Stuhl sitzt und im wörtlichen Sinne den Kopf hängen lässt, dann können wir daraus schließen, wie es dieser Person geht. Denn wir alle kennen dies von uns selbst und fühlen die Niedergeschlagenheit dieses Menschen, sobald wir seine Körperhaltung wahrnehmen. Sehen wir einen Sportler über die Ziellinie rennen und die Arme nach oben werfen, so können wir nachfühlen, wie stolz und glücklich er sich fühlen muss. Diese Wechselwirkungen sind nicht einseitig.

Wir halten nicht nur unseren Körper entsprechend unserer Stimmung, sondern wir können auch unsere Körperhaltung bewusst nutzen, um unsere eigene Stimmung zu beeinflussen. Stellen wir uns aufrecht mit festem Stand und leichter Körperspannung hin, dann fühlen wir uns stark und gut. Stehen wir hingegen gebeugt mit hängenden Schultern und gesenktem Kopf, dann gibt uns das gleich ein eher beklemmendes, unsicheres Gefühl. Unsere Körperhaltung hat einen direkten Einfluss darauf, wie wir uns fühlen.

In einer Studie wurde gezeigt, dass eine gebeugte Haltung nicht nur mehr negative Gedanken hervorruft, sondern auch die aktive, eigene Stimmungsregulation hin zu positiveren Gedanken erschwert. Ebenso können wir es uns aber auch erleichtern, in bessere Stimmung zu kommen, indem wir uns aufrichten und groß machen. Das Bewusstsein einer aufrechten Haltung kann große Auswirkungen auf unser Selbstbewusstsein haben. Dies wiederum hat einen Einfluss darauf, wie wir anderen in unserem Leben entgegentreten und wie sie uns wahrnehmen. Unsere Körperhaltung wirkt sich darauf aus, wie wir unser Leben gestalten und was wir uns zutrauen. All das findet in unserem Gehirn statt.

»High Power«-und »Low Power«-Haltungen

Der Effekt von sogenannten Machthaltungen (»high-power poses«) wurde in verschiedenen Studien untersucht. Machthaltungen zeichnen sich typischerweise durch eine offene und sich ausbreitende Körperhaltung aus, wohingegen Haltungen, die Machtlosigkeit ausstrahlen (»low-power poses«), eher verschlossen und körperlich zusammengezogen sind.

Eine der wohl bekanntesten Studien dazu stammt von der Sozialpsychologin Amy Cuddy und Kollegen von der Harvard Universität und Columbia Universität in den USA. Hier nahmen Probanden entweder eine Macht- oder eine Machtlosigkeitshaltung für nur zwei Minuten ein. Personen, die eine Machtposition eingenommen hatten, berichteten, sich danach stärker und mächtiger zu fühlen als die Vergleichsgruppe mit der Machtlosigkeitshaltung. Die Machthaltung führte auch dazu, dass die Probanden in einem folgenden Glücksspiel risikobereiter auftraten. Besonders viel Beachtung fanden die Ergebnisse der Hormonmessung. Denn Cuddy und Kollegen fanden nach nur zwei Minuten eine signifikante Änderung des Testosteron- und Cortisolspiegels bei den Probanden. Testosteron ist dafür bekannt, förderlich für den Handlungswillen und das Durchsetzungsvermögen zu sein. Cortisol wird vermehrt in Stresssituationen ausgeschüttet. Passend zu den Verhaltensdaten zeigten die Hormonmessungen einen Anstieg von Testosteron und eine Verringerung des Cortisolspiegels bei den Personen, die eine Machthaltung eingenommen hatten. Bei der Gruppe, die in der Machtlosigkeitshaltung waren, wurden entgegengesetzte Hormonveränderungen beobachtet.

Diese Ergebnisse wurden in den vergangenen Jahren mehrfach von Wissenschaftlern diskutiert, da es weitere Studien gab, die zwar den Effekt der eingenommenen Haltung auf das eigene Machtgefühl bestätigten, aber nicht die Hormonänderungen. Es bleibt abzuwarten, was die Forschung in den nächsten Jahren zu diesem Thema ergibt.

Die Arbeitsgruppe um den Neurobiologen Peter Strick vom Brain Institute in Pittsburgh zeigte 2016 eine direkte Verbindung von motorischen Gehirnarealen zur Nebennierenrinde, die Cortisol produziert. Über mehrere Synapsen sendet ein Netzwerk von motorischen Arealen wie dem primären motorischen Kortex, dem somatosensorischen Kortex, dem frontalen Kortex und dem cingulären Kortex über das Rückenmark Signale zur Nebenniere. Diese Areale repräsentieren die gleichen Hirnbereiche, die sowohl beim Planen von Bewegungen involviert sind als auch bei der Regulierung von Emotionen. Es wird vermutet, dass bei der Vorbereitung von Bewegungen im Sinne der »Fight or flight«-Reaktion des Sympathikus (siehe Seite 25) Signale an die Nebenniere gesandt werden, sodass der Körper durch den Anstieg des Cortisolspiegels leistungsbereiter wird. Interessanterweise wurden Verbindungen zur Nebennierenrinde hauptsächlich aus der Repräsentation des Rumpfes im motorischen Kortex gefunden. Offenbar gibt es hier einen Zusammenhang mit der Art und Weise, wie wir Stimmungen durch unsere Haltung ausdrücken. Zudem wurde spekuliert, ob diese Verbindung auch dafür ausschlaggebend ist, dass Rumpfübungen, wie sie im Yoga und Pilates praktiziert werden, förderlich für die Stressregulierung sind. Dies bliebe zu untersuchen.

Bewegungsmuster und mentale Prozesse

Interessanterweise haben auch Bewegungsmuster wie das bejahende Kopfnicken einen Einfluss auf unsere Psyche. In einer Studie mit Sportlern wurde der Einfluss von bestätigenden Kopfbewegungen (vertikales Kopfnicken) und widersprechenden Kopfbewegungen (horizontales Kopfschütteln) auf die Wirkung von motivierenden oder demotivierenden Aussagen untersucht. Den Sportlern wurden entweder positive oder negative Sätze über sich selbst vorgespielt. Dabei wurden sie instruiert, entweder zu nicken oder den Kopf zu schütteln, während sie den Satz hörten. Unmittelbar im Anschluss mussten sie verschiedene sportliche Übungen durchführen. Nicht erstaunlich war, dass die positiven Sätze bei zwei von drei Übungen zu besserer Leistungsfähigkeit führten. Viel interessanter allerdings war, dass die beeinflussenden Sätze eine stärkere Wirkung erzielten, wenn die Probanden dabei eine nickende Kopfbewegung machten. Dieser Effekt war sowohl in die positive als auch in die negative Richtung zu beobachten. Das heißt, dass wir die kopfnickende Bewegung so stark mit einer Bestätigung assoziieren, dass der Glaube daran, dass die gehörte Aussage richtig ist, eine Auswirkung auf unsere Leistungsfähigkeit hat. Bei einem positiven Satz wurde die Leistung besser; bei einem negativen Satz wurde sie schlechter. Wenn die Probanden den Kopf schüttelten, als sie die Aussagen hörten, hat sich das wenig auf die Leistung ausgewirkt. Dies ist nicht erstaunlich, denn ein Kopfschütteln assoziieren wir mit einer Verneinung, also einem inneren Widersprechen des gehörten Satzes.

Körperhaltung, Atem und Gefühle

Hast du schon einmal bewusst den Effekt deiner Körperhaltung auf deine Atmung und deine Gefühle gespürt?

Du kannst die Übung im Sitzen oder im Stehen machen.
Baue jeweils die unten beschriebene Körperhaltung auf, einmal zusammengesunken, einmal aufrecht. Verbleibe jeweils etwa eine Minute in der Position.
Nimm bewusst wahr, wie sich die Haltung auf deine Atmung auswirkt: Wird sie flacher oder freier? Wie fühlst du dich in den Positionen: stark, ruhig, beklemmend, traurig?
Nimm vor allem den Unterschied dieser beiden Haltungen wahr. Und vielleicht fällt dir zukünftig auch in deinem Alltag auf, welche Körperhaltungen du einnimmst.
Das Beste dabei ist: Wir können unsere Haltung jederzeit bewusst ändern und damit unsere Stimmung beeinflussen.

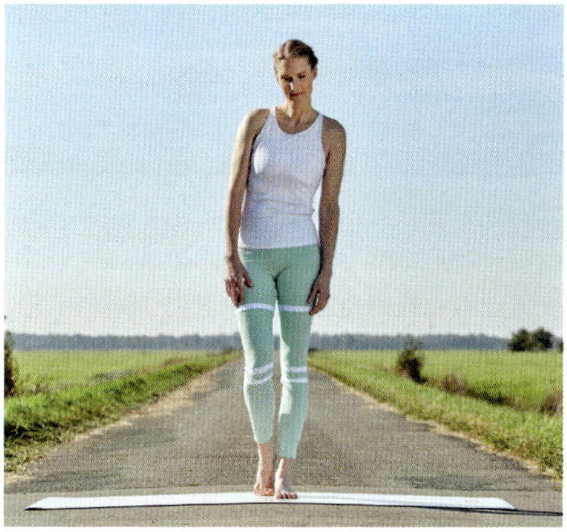

Zusammengesunkene Körperhaltung
Setze dich auf einen Stuhl oder stelle dich hin. Lass den Kopf etwas nach unten sinken, die Schultern wölben sich leicht nach vorne, oder du ziehst sie sogar nach oben in Richtung Ohren.
Du kannst deine Arme verschränken oder die Hände überkreuzen, die Beine übereinanderschlagen.
Falls du stehst, verlagere das Gewicht auf einen Fuß. Versuche, möglichst wenig Platz mit deinem ganzen Körper einzunehmen.

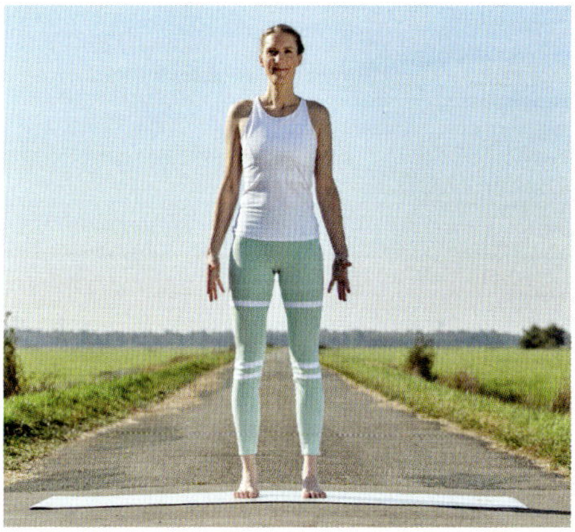

Aufrechte Körperhaltung
Setze dich auf einen Stuhl oder stelle dich hin. Richte den Oberkörper auf, spüre den aufgerichteten Kopf und entspanne die Schultern. Die Beine dürfen eine Handbreite oder mehr voneinander entfernt sein, die Arme hängen an den Seiten deines Körpers. Wenn du sitzt, kannst du die Hände auf die Oberschenkel legen.
Du kannst auch experimentieren und die Arme mal zur Seite oder nach oben strecken oder die Hände hinter dem Kopf verschränken.
Versuche, möglichst viel Platz einzunehmen und die Weite im Oberkörper zu spüren.

Unser Körperbild

Dass wir uns unserer Körperhaltung bewusst werden können, ermöglicht uns, sie anzupassen. Die Frage, woher wir wissen, dass es sich um unseren eigenen Körper handelt, erscheint zunächst merkwürdig. Aber dies ist gar nicht so selbstverständlich, wie man vielleicht denken mag.

Es wird angenommen, dass das Bewusstsein über unser Selbst und über unsere Bewegungen eine große Rolle dabei spielen. Mit der Gummihand-Illusion auf Seite 63 f. wurde verdeutlicht, wie fragil das Bild ist, das wir von unserem Körper haben. Sobald das, was wir fühlen, und das, was wir sehen, übereinstimmt mit dem, was wir erwarten, scheint unser Gehirn überzeugt zu sein, dass dieses Körperteil oder der gesamte Körper unser eigener ist.

Wir empfinden also durch geschickte Manipulation eine Hand als zu unserem Körper zugehörig, die es gar nicht ist. Ähnlich eindrücklich ist, dass wir ein Werkzeug durch seine intensive Benutzung vorübergehend in unser Körperbild integrieren können. Wenn wir einen langen Stab benutzen, um einen Gegenstand zu berühren, dann nutzen wir dieses Hilfsmittel wie eine Verlängerung unseres Armes. Dies wurde in vielfachen Studien bestätigt und scheint der Fall zu sein, wenn wir Objekte direkt berühren und willentlich bewegen können.

In einer Studie einer italienischen Forschungsgruppe um Francesca Garbarini wurde 2019 gezeigt, dass die Nutzung eines Werkzeugs nur dann einen Effekt auf das eigene Körperbild hat, wenn das Werkzeug aktiv benutzt wird. Sie testeten die gleichen Probanden in zwei unterschiedlichen Bedingungen: In der einen Bedingung mussten die Probanden Objekte mittels eines Roboterarms 20 Minuten lang verschieben. In der zweiten Bedingung übte der Roboterarm die Kraft für die Verschiebung selbst aus. Die Probanden hielten den Roboterarm fest, sodass ihr Arm passiv mitbewegt wurde, und schauten sich die Bewegungen an. Vor und nach diesen beiden Bedingungen mussten die Teilnehmer ihre Armlänge schätzen. In der passiven Bedingung gab es vor und nach dem Experiment keinen Unterschied. In der aktiven Bedingung hingegen schätzten die Teilnehmer ihren Arm nach dem Training signifikant länger ein.

Dies spricht dafür, dass nur bei der aktiven Bewegung eine Anpassung des Körperbildes geschieht. Speziell die Bewegungsplanung und die eigene Steuerung scheinen wesentlich für die Formung unseres eigenen Körperbildes zu sein. Wie diese Art der Kurzzeit-Plastizität aber genau funktioniert, wie sich das Körperbild wieder zurückbildet und wie zwischen permanenten und vorübergehenden Änderungen unterschieden wird, ist noch nicht im Detail erforscht.

Fragiler als erwartet

Dass unser eigenes Bild von unserem Körper weit komplexer und fragiler ist, als wir vielleicht zunächst angenommen haben, zeigt eine große Anzahl verschiedener neurologischer und psychiatrischer Störungsbilder. Die Symptome können vielseitig sein. Am bekanntesten sind wohl das Phantomglied und die Asomatognosie. Bei dem Phantomglied handelt es sich um das Gefühl, dass eine Gliedmaße noch am Körper ist, obwohl sie amputiert wurde. Bei der Asomatognosie wird ein vorhandenes Bein oder ein Arm nicht als die eigene Gliedmaße wahrgenommen. Es werden Fälle beschrieben, bei denen Patienten versucht haben sollen, ihr Bein oder ihren Arm aus dem Bett zu werfen.

Grundlegend wird vermutet, dass der Eindruck der Zugehörigkeit unseres Körpers zu uns selbst sowohl auf motorischen und sensorischen Erfahrungen als auch auf interozeptiven Signalen beruht. Die Yogapraxis spricht diese drei Arten der Signale bewusst an und wirkt sich somit auf die Wahrnehmung unseres Körperbildes aus. Dabei geht es nicht nur darum, die Grenzen des Körpers zu spüren, sondern auch die Handlungsfähigkeit des Körpers zu realisieren.

Embodiment und Emotionen

Der insuläre Kortex stand lange nicht im Fokus der Wissenschaft. Erst in den letzten 20 Jahren wurde immer mehr über dieses Areal bekannt. Die Inselrinde liegt versteckt hinter der oberflächlichen Hirnrinde – etwa dort, wo der Temporal-, Frontal- und Parietallappen aufeinandertreffen (siehe Abbildung unten).

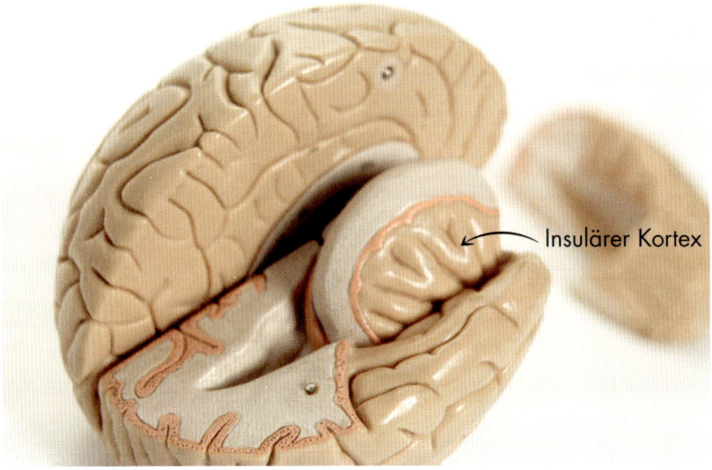

Sie ist heute dafür bekannt, eine wesentliche Rolle bei der Selbstwahrnehmung zu spielen. Die Insula ist eng verknüpft mit etlichen Bereichen des Gehirns: Hier treffen Signale der Außenwahrnehmung und der Innenwahrnehmung des Körpers zusammen. Zudem gibt es wechselseitige Verbindungen mit dem limbischen System, das für die Verarbeitung von Emotionen zuständig ist, mit dem Hypothalamus und dem Hirnstamm, die beide das autonome Nervensystem beeinflussen, und mit frontalen Arealen, die bei der Regulierung von Motivation und Belohnung involviert sind.

Durch zahlreiche Studien wurde bestätigt, dass die Inselrinde eine große Rolle bei der Verarbeitung von Emotionen und deren Verknüpfung mit unserem Körper spielt. Auch bei der Beobachtung von Emotionen anderer Personen ist die Inselrinde aktiv. Deshalb wird spekuliert, ob sie auch eine Rolle bei der Bildung von Empathie spielt. In der hinteren Inselrinde kommen Signale aus dem Körper an. Aktivität in der vorderen Inselrinde korreliert stark mit subjektiven Gefühlen aus dem Körper, aber auch mit Gefühlen im Allgemeinen. Daher spricht vieles dafür, dass in dieser Gehirnregion das subjektive Empfinden sowie das Bewusstsein für den eigenen Körper verarbeitet wird.

Die Rolle der Inselrinde in der Yogapraxis

Diese Vermutungen werden durch eine Studie unterstützt, die belegt, dass Yogapraktizierende mehr Volumen an grauer Substanz in der Insula haben im Vergleich zum gesamten Hirnvolumen. Im Speziellen wurde eine positive Korrelation zwischen dem erhöhten Volumen der grauen Substanz und einer erhöhten Schmerztoleranz sowie der Anzahl der Jahre an Yogapraxis gefunden. Was die Schwelle der Schmerzwahrnehmung anbelangt, wurde zwischen Yogapraktizierenden und Kontrollpersonen, die keine Yogaerfahrung hatten, kein Unterschied festgestellt. Allerdings haben Yogapraktizierende den Schmerz länger toleriert als Kontrollpersonen. Befragungen von Probanden ergaben, dass Yogapraktizierende sich auf die Atmung fokussierten und die Schmerzwahrnehmung beobachteten, ohne darauf zu reagieren, wohingegen Kontrollpersonen eher dazu tendierten, den Schmerz zu ignorieren und sich abzulenken. Diese Ergebnisse lassen vermuten, dass Yogapraktizierende durch verstärkte interozeptive Verarbeitung und parasympathische Aktivität eine größere Schmerztoleranz aufbauen.

Dies passt zu der Vermutung, dass die Inselrinde eine Rolle bei der Bewertung von nozizeptiven Signalen spielt. Denn die Inselrinde ist nicht nur dafür bekannt, dass sie unsere Eindrücke emotional bewertet, sondern auch entsprechend der Relevanz für die Bewahrung unserer Sicherheit und für die Erreichung unserer Ziele wichtig ist. Wenn die Inselrinde beschädigt ist, verändert sich nicht die reine Wahrnehmung von sensorischen Eingangssignalen, aber deren Bewertung. Bei Patienten mit Schädigungen der Inselrinde wurde ein Syndrom namens Schmerzasymbolie beobachtet. Dabei können die Patienten zwar Schmerz wahrnehmen, aber sie empfinden diesen nicht mehr als negativ.

Der somatische Marker

Durch die Bewertungsfunktion und die engen Verknüpfungen mit interozeptiven und emotionalen Signalen scheint die Inselrinde auch in Entscheidungsprozesse eingebunden zu sein. Es wird angenommen, dass die Entscheidungen dabei stark durch Empfindungen des Körpers beeinflusst werden. Wie schon erwähnt, gibt es in unserer Sprache zahlreiche Metaphern für dieses Phänomen, wie beispielsweise das Treffen von Entscheidungen »aus dem Bauch heraus«. Der Neurowissenschaftler António Damásio hat diese Verbindung zwischen Körper und Emotionen als »somatischen Marker« beschrieben. Er meinte damit, dass unser Körperbewusstsein die meisten mentalen, kognitiven und zwischenmenschlichen Prozesse beeinflusst. Diese Verknüpfung bietet eine mögliche Erklärung dafür, dass wir einzelne Körperregionen nach der Chakrenlehre mit bestimmten Eigenschaften assoziieren (siehe Kasten Seite 110). Der Zusammenhang dieser Verbindung mit dem insulären Kortex ist allerdings rein spekulativ.

Die Chakrenlehre

Nach der Yogaphilosophie sind die Chakras die Energiezentren des menschlichen Körpers. Laut dieser gibt es sieben solcher nicht sichtbaren Zentren, die im Yoga von Bedeutung sind. Sie sind entlang der Wirbelsäule ausgerichtet und stehen zugleich für körperliche und geistige Funktionen, die das gesamte Spektrum von Lebensthemen repräsentieren. Zu jedem dieser Chakren gibt es zugeordnete Farben, Symbole, Mantras und mehr. An dieser Stelle sollen nur in aller Kürze die Lage und Themen der jeweiligen Chakren für einen groben Überblick vorgestellt werden.

1. **Muladhara oder Wurzel-Chakra:** liegt auf der Höhe des Beckenbodens und steht für die Verbindung mit der Erde. Themen dieses Chakras sind Sicherheit, Nahrung und Obdach sowie Lebenskraft, Selbstvertrauen und das Verhältnis zu materiellen Dingen.
2. **Svadhisthana oder Sakral-Chakra:** liegt etwa eine Handbreit unter dem Bauchnabel. Themen dieses Chakras sind Lebensfreude, Beziehungen, Sexualität, Kreativität und Genuss.
3. **Manipura oder Nabel-Chakra:** liegt etwa auf Höhe des Bauchnabels bis zum Solarplexus. Themen dieses Chakras sind vor allem unsere Persönlichkeit, unsere Kraft und Energiereserven und der Wille.
4. **Anahata oder Herz-Chakra:** liegt etwa auf Höhe des Herzens. Themen dieses Chakras sind Liebe, Hingabe, Mitgefühl, die Verbindung zur Innen- und Außenwelt und damit auch die Wertschätzung von Schönheit im Allgemeinen.
5. **Vishudda oder Hals-Chakra:** liegt auf Höhe des Kehlkopfes. Themen dieses Chakras sind Kommunikation, Ausdruck, die Wahrnehmung der inneren Stimme, Gedanken und Gefühle und das Sprechen der Wahrheit.
6. **Ajna oder das Stirn-Chakra:** liegt zwischen den Augenbrauen und wird daher auch das *Dritte Auge* genannt. Themen dieses Chakras sind Intuition, Verstand, Erkenntnis, Visualisierungskraft und geistige Klarheit.
7. **Sahasrara oder Kronen-Chakra:** liegt etwa auf Höhe des höchsten Punktes des Kopfes. Themen dieses Chakras sind Gottvertrauen, die spirituelle Selbstverwirklichung und innere Freiheit.

Die Inselrinde steht überdies im Verdacht, eine Rolle bei diversen Krankheiten zu spielen wie Angststörungen, Depression, Suchtverhalten, somatoformen Störungen wie Essstörungen, Schizophrenie und Autismus. Es wird angenommen, dass sich das Trainieren des interozeptiven Bewusstseins auf all diese Störungsbilder positiv auswirken kann.

Der Stand der Wissenschaft zur Inselregion lässt erahnen, warum die Asana-Praxis im Yoga eine so weitreichende Wirkung hat. Denn unser Gehirn und unser Körper sind nicht voneinander trennbar. Vielmehr hat sich unser Gehirn durch Erfahrungen über den Körper über Jahre entwickelt. Unsere Wahrnehmung und unser Denken sind stark durch unseren Körper geprägt. So können wir Yoga als Mittel sehen, uns selbst näherzukommen. Die Asana-Praxis hilft uns, den eigenen Körper wahrzunehmen, uns der interozeptiven Signale bewusst zu werden, zu lernen, diese Signale zu differenzieren und die eigenen, mit dem Körper verknüpften Denkmuster kennenzulernen. Yoga hilft auch, Frieden mit sich und seinem Körper zu schließen. Allzu oft haben wir uns im Laufe des Lebens von uns selbst entfremdet. Wenn wir unseren Körper erfahren, ihn durch Bewegung spüren, beginnen, wieder zu lernen und Selbstvertrauen gewinnen, dann eröffnen sich neue Perspektiven und Denkweisen.

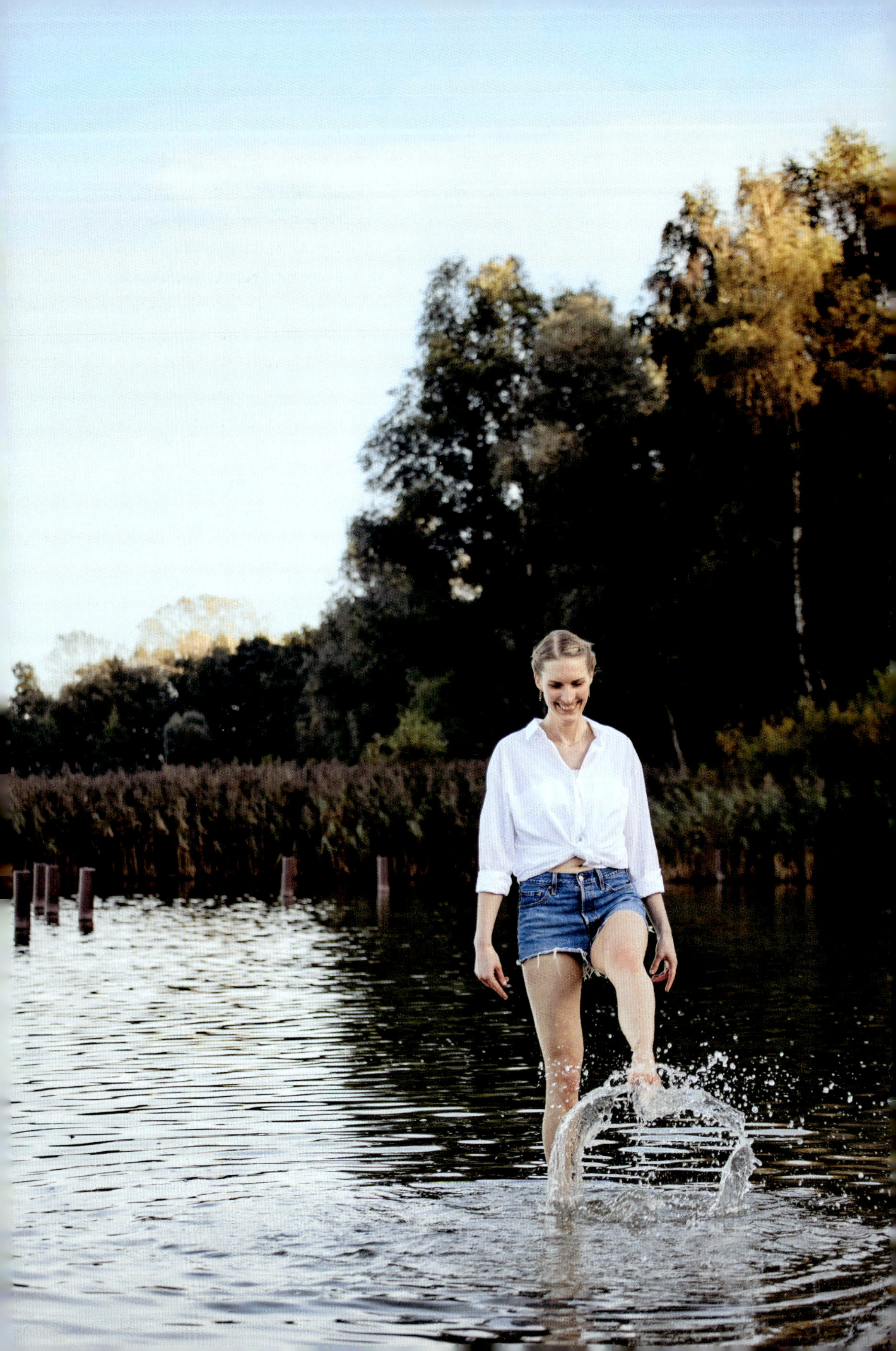

Yoga und unsere Anpassungs-fähigkeit

Der Weg des Yoga

Laut Patanjali ist Yoga der Zustand der Selbstverwirklichung, den wir erfahren, wenn alle mentalen Muster zur Ruhe kommen (siehe Seite 50 f.). Yoga soll uns helfen, jenseits des Leides zu schauen und unsere wahre Natur zu erkennen. Der Weg des Yoga soll uns zur Befreiung von den Täuschungen unserer Wahrnehmungen, Gedanken und Gefühle führen. Denn diese Täuschungen verursachen unser Leiden. Wenn wir lernen loszulassen, können wir uns befreien und unser wahres Sein erfahren.

Da unser Gehirn immer aktiv ist – auch wenn wir schlafen, versuchen wir durch Yoga die Bewegungen des Geistes zu bündeln.

Die Gedanken sind immer da, aber wir können sie auf etwas richten, ihnen Ordnung und Struktur geben, sie beeinflussen und damit vom Opfer eines unsteten Gedankenflusses zu seinem Lenker werden. Wir wollen nicht mehr die Gedanken wild von Ast zu Ast springen lassen wie die Affen auf den Bäumen und den sogenannten »Monkey Mind« ertragen. Ziel von Yoga ist es vielmehr, Klarheit in den eigenen Gedanken zu finden – mehr Achtsamkeit im Alltag und den Frieden mit sich selbst.

Was aber verursacht eigentlich diesen »Monkey Mind«? Oft sind dies Ängste, verursacht durch das natürliche Sicherheitsbedürfnis unseres Gehirns: Sorgen wegen drohender Ereignisse oder des Blicks anderer auf uns. Selten betreffen Sorgen und Ängste den aktuellen Augenblick. Achtsamkeit hilft, uns ins Jetzt zurückzubringen, wenn Ängste uns ablenken. Mit diesem Thema beschäftigen wir uns in diesem Kapitel.

Selbsterforschung

Konsequentes Praktizieren von Yoga hilft uns, Selbsttäuschung und irreführende Ängste zu identifizieren. Dabei existiert kein Widerspruch zu wissenschaftlichen Erkenntnissen, die uns verstehen lassen, wie unsere Sinne funktionieren und wie Informationen in unserem Gehirn weiterverarbeitet werden. Diese Erkenntnis führt auf das Konzept des Svadhyaya: die Selbsterforschung. Es ist dies die Reflexion über eigene Denk- und Handlungsmuster: das Verstehen, wer wir sind und in welcher Beziehung zur Welt wir stehen.

Meditation bietet dabei eine Möglichkeit, innezuhalten und die eigenen mentalen Muster zu beobachten. Sicher gibt es nicht den einen richtigen Weg, vielmehr liegt Svadhyaya ein kontinuierlicher Lernprozess zugrunde. Denn nicht nur die Welt, auch wir selbst sind immer in Veränderung. Die Erkenntnis, dass nicht das Ankommen, sondern viel mehr der Weg im Fokus steht, hilft uns, von unseren Zwängen, Ängsten und Anhaftungen loszulassen. Am Ende geht es darum, die eigene Balance zu finden, die Mitte zwischen Leichtigkeit und Stabilität.

Ebendiese Balance zwischen Leichtigkeit und Festigkeit streben wir auch in der Asana-Praxis an. Nach Patanjali handelt es sich erst dann um eine Asana, wenn die Haltung beide Qualitäten – *sukha* (für Leichtigkeit) und *sthira* (für Festigkeit) – erfüllt. Nun kann man sich fragen, warum wir eigentlich Asanas üben und ob diese Praxis dann nur auf der Yogamatte stattfinden kann. Wenn wir auf der Matte an unserer Haltung arbeiten und bestimmte Bewegungsmuster lernen, dann nehmen wir diese automatisch in unseren Alltag mit. Wir können unser Gehirn nicht wie die Yogamatte nach der Praxis einrollen und zur Seite stellen. Alles, was wir auf der Yogamatte verinnerlichen, wirkt sich auch darüber hinaus aus. Und alles, was wir im Alltag erleben und wie wir uns dort bewegen, bringen wir mit auf die Yogamatte. Wenn wir uns die Zähne putzen und uns über das Waschbecken beugen, dann ist das eine ähnlich Hüftbeugung wie in einer halben Vorbeuge. Das Gehirn nutzt die gleichen Bewegungsmuster: die, die es kennt.

Und wenn wir auf der Yogamatte üben, achtsam zu sein, so können wir auch beim nächsten Spaziergang achtsam die Landschaft betrachten, unseren Atem spüren und das Becken bewusst aufrichten. Yoga hört nicht am Rand der Yogamatte oder des Sitzkissens auf. Im Gegenteil: Yoga bietet uns die Möglichkeit, unsere Lernprozesse beständig anzufachen und unser Gehirn und unseren Körper damit in Bewegung zu halten. Auf der anderen Seite erlaubt uns die regelmäßige Yogapraxis, innezuhalten und uns auf den jetzigen Moment zu fokussieren.

Bewegungsmuster und ihre Bedeutung für unseren Alltag

Durch die Asana-Praxis lernen wir unseren Körper stetig besser kennen. Wir erweitern die Wahrnehmung des Körpers und verfeinern die Möglichkeiten, unseren Körper zu steuern. Weil unsere Körperhaltung eine so große Wirkung nach außen und innen hat, ist es so wichtig, uns ihrer bewusst zu sein. Denn *wie* wir uns halten, hat Auswirkung darauf, *was* wir selbst und andere von uns halten.

Sehen wir eine uns bekannte Person auf uns zukommen, können wir die Person oft schon an der Körperhaltung und am Gang erkennen. Unsere Körperhaltung stellt eine Art von Signatur dar. Sie ist nicht von heute auf morgen zu ändern. Wenn wir unsere Körperhaltung verbessern wollen, benötigt dies kontinuierliche Aufmerksamkeit. Es gibt gute Gründe, warum die Statur unseres Körpers so starr ist: Wir brauchen bei den vielen Freiheitsgraden, die unser Körper bietet, auch sehr viel Festigkeit und Struktur um die Gelenke herum, um Stabilität zu schaffen. Wir brauchen Standfestigkeit, um den Herausforderungen des Lebens gewachsen zu sein.

Vermutlich ist jeder schon einmal im Knöchel umgeknickt. Dieses Gefühl, die eigene Stabilität im Körper für einen sehr kurzen Moment zu verlieren, verursacht Schreck, Angst und Bedrohung. Ein Gefühl von Hitze kommt auf, der Sympathikus wird angeregt, um uns auf eine Flucht vorzubereiten. Evolutionär gesehen bedeutete die Verletzung eines Gelenks sicherlich Lebensgefahr. Wer sich vor tausend Jahren nicht mehr fortbewegen konnte, war hilflos.

Auch wenn das in unserer heutigen Welt nicht so dramatisch ist, macht unser Gehirn uns sehr deutlich spürbar, wenn eine Gefahr droht. Stabilität im Körper bringt uns ein Gefühl der Sicherheit. Diese Stabilität brauchen wir um die Gelenke herum, denn wenn die Gelenke gefestigt sind, erlauben sie uns maximale Bewegungsfreiheit. Auch eine starke Körpermitte ermöglicht uns eine optimale Kraftübertragung – beispielsweise beim Gehen. Jeder Schritt überträgt die Kraft von den Füßen über die Beine in den Rumpf hinein. Wenn wir keine Spannung im Rumpf haben, geht Energie verloren. Ist der Rumpf aber stabil und kann die Energie über das andere Bein in den Boden zurückübertragen, fühlt sich das Gehen leicht und mühelos an.

Für diese Stabilität sorgt neben der Knochenstruktur das umgebende bindegewebige Netzwerk in unserem Körper – Faszien und Sehnen. Da die Muskeln und die Faszien eine untrennbare Einheit bilden, nennen wir sie Myofaszien. Muskeln sind dafür gemacht, sich wechselseitig anzuspannen und zu entspannen. Die Faszien hingegen reißen, wenn wir sie schnell dehnen. Dehnen wir sie aber langsam genug, so verändert auch die Faszie ihre neue Länge; sie zieht sich dann aber nicht mehr zusammen. Faszien sind also nicht elastisch wie ein Muskel, aber sie sind plastisch. Das Fasziennetzwerk im Körper wird oft als Tensegrity-Struktur beschrieben, denn die Faszien erhalten durch ihre Spannungseigenschaft (»tension«) die strukturelle Form (»integrity«) des Körpers. Alle Strukturen werden dabei durch Zug und Druck zusammengehalten und befinden sich im Gleichgewicht. Sie stellen Kompromisse zwischen Stabilität und Mobilität dar. Wenn sich an einer Stelle etwas ändert, dann wirkt sich das auf andere Punkte im Körper aus. Da die Faszien ihre Struktur nur sehr langsam verändern können, brauchen wir Geduld und kontinuierliche Praxis, wenn wir unsere Körperhaltung verändern wollen. Zudem müssen wir uns bewusst sein, dass sich Veränderungen an einem Punkt durch dessen anatomische Verbindungen auf weitere Teile des Körpers auswirken werden.

Kontinuierliches Üben formt das Gehirn

Kontinuität ist wichtig, denn nicht nur das Gewebe, auch das Gehirn passt sich dem an, was geübt wird. Wenn wir immer wieder bewusst eine Korrektur der Körperhaltung durchführen und es dadurch mehr und mehr gelingt, unterschiedliche Aktivitäten in einer angepassten Haltung auszuführen, dann passt sich das Gewebe an. Und auch die notwendige Aktivierung der Muskeln wird in der richtigen Reihenfolge mit der entsprechenden Stärke verinnerlicht. Das Gehirn prägt sich ein, welche Gelenkstellung sich als bekannt und damit »gewohnt« anfühlt. Je häufiger wir eine Haltung üben, die wir einnehmen wollen, je mehr Zeit also wir in dieser Körperhaltung verbringen, desto mehr ersetzt diese Haltung die alte gewohnte Form.

Es führt also kein Weg daran vorbei, immer wieder zu üben. Und wie das bekannte Sprichwort sagt: Aller Anfang ist schwer. Das Trainieren von etwas Neuem ist immer mühsam, denn es kostet Energie und Aufmerksamkeit. Wichtig ist, zu verstehen, dass wir unsere Körperhaltung nicht verbessern werden, indem wir in schlechter Haltung trainieren und Asanas unsauber üben.

Die Körperhaltung verbessern

Wir haben bisher gehört, dass es sinnvoll ist, an einer guten Körperhaltung zu arbeiten, da sie sich auf unsere eigene Stimmung auswirkt und auch darauf, wie andere uns wahrnehmen. Aber es gibt noch weitere Gründe. Eine gute Körperhaltung erlaubt uns möglichst viel Bewegungsfreiheit in den Gelenken.

Das kannst du direkt ausprobieren: Stelle dich mit nach vorne gebeugten Schultern hin und teste den Bewegungsspielraum deiner Schulter, indem du den Arm in unterschiedliche Richtungen bewegst (nach oben, nach hinten, zur Seite). Dies solltest du bewusst vorsichtig tun, denn wie du vielleicht merkst, ist nicht nur der Bewegungsradius eingeschränkt, sondern die Bewegungen fühlen sich auch nicht besonders gut an. Wenn du dich im Vergleich dazu gerade hinstellst, das Becken und den Oberkörper aufrichtest und die Bewegungen wiederholst, so wird sich die Bewegung im Schultergelenk freier anfühlen.

Wenn derartige Einschränkungen für längere Zeit zu einem Mangel an Bewegungsfreiheit führen, dann verlernt auch das Gehirn, dass es eigentlich über größere Bewegungsspielräume verfügen könnte. Damit zusammenhängend führen Fehlstellungen auch zu einseitiger Belastung der Muskeln. Denn wenn beispielsweise das Becken immer in einer nach vorne verkippten (antevertierten) Stellung gehalten wird, dann sind die Rückenmuskeln gefordert, sich mehr zusammenzuziehen, und die Bauchmuskeln sind es gewohnt, sich zu entspannen (siehe Abbildung Seite 119). Dies führt möglicherweise auch zu verkürzten Muskeln und Verhärtungen im unteren Rücken, die Schmerzen auslösen können. Andere Muskeln, die nicht oder sehr wenig benutzt werden, wie in diesem Beispiel die Bauchmuskeln, sind nach längerer Zeit schwieriger zu aktivieren, da die Verbindung vom Gehirn zum Muskel schwächer wird, wenn sie nicht kontinuierlich genutzt wird. Unser Gehirn ist stets daran interessiert, Energie zu sparen. Und nur, wenn wir signalisieren, dass wir eine Funktion brauchen, dann wird es sie auch aufrechterhalten.

So führt eine schlechte Körperhaltung zu Bewegungseinschränkungen und diese wiederum führen möglicherweise zu einer weiteren Verschlechterung der Körperhaltung. Auf Dauer kann eine Fehlhaltung auch zu Verschleiß am Bewegungsapparat führen: Die häufigsten Probleme aufgrund schlechter Körperhaltung sind Gelenkschmerzen an den Hüftgelenken, Schultern oder Knien, Bandscheibenvorfälle oder auch Sehnenentzündungen. Es ist wichtig, dass wir dem entgegenwirken, unseren Körper aktiv halten und bewusst daran arbeiten, uns aufzurichten und Bewegungsfreiheit zu kultivieren.

Die Haltung beeinflusst den Atem

Nicht zu unterschätzen ist auch die Wirkung unserer Körperhaltung auf die Atmung und unsere inneren Organe. Durch eine vornübergebeugte Haltung werden die Verdauungsorgane komprimiert und die Verdauung verlangsamt. Wenn wir uns im Alltag hauptsächlich in einer zusammengesunkenen Körperhaltung befinden, können wir nicht frei durchatmen – die Atmung wird flach. Damit können wir nicht nur weniger Sauerstoff aufnehmen, sondern melden unserem Gehirn auch Signale der Anspannung. Denn das Gehirn kennt eine flache Atmung vor allem dann, wenn wir gestresst sind.

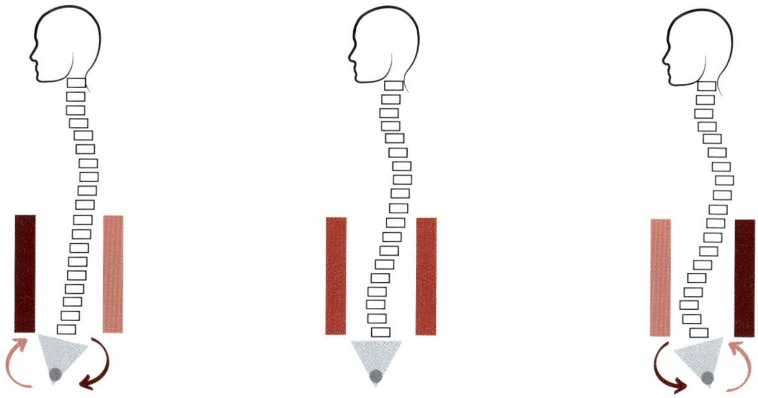

Nach hinten verkipptes Becken (Retroversion) | Neutrales Becken | Nach vorn verkipptes Becken (Anteversion)

In der Abbildung sehen wir die nach vorn verkippte, die nach hinten verkippte und die neutrale Beckenstellung mit Aktivierungsmuster der Bauch- und Rückenmuskulatur. Hellrot bedeutet weniger Muskelspannung, dunkelrot bedeutet mehr Muskelspannung. Eine ausgeglichene Muskelspannung auf Vorder- und Rückseite des Oberkörpers wird durch eine neutrale Beckenausrichtung erreicht.

Yoga trainiert die Propriozeption

Durch die Asana-Praxis lernen wir, unseren Körper wahrzunehmen. Wir trainieren die Propriozeption, indem wir in jeder neuen Yogahaltung die Ausrichtung überprüfen. Dies ist der erste Schritt. Bevor wir etwas ändern können, müssen wir zuerst den Ausgangspunkt bewusst wahrnehmen und erkennen, wenn eine einmal eingenommene Haltung nicht optimal ist. Indem wir unseren Körper während der Yogapraxis in unterschiedliche Haltungen bringen und immer wieder wahrnehmen, welche Gelenkstellung sich stabil und frei anfühlt und welcher Bewegungsspielraum möglich ist, schaffen wir ein besseres Verständnis für unseren Körper. Wenn wir eine Gruppe von Menschen befragen, was der Unterschied zwischen dem Becken und der Hüfte ist, dann können das sicherlich viele korrekt beantworten. Wenn wir aber wissen wollen, was der Unterschied zwischen einer Hüft- und einer Beckenbewegung ist, wird es schon schwieriger. Zur Verbesserung unserer Haltung ist es von großer Relevanz, zu verstehen, dass wir das Becken neutral einstellen und dabei die Hüfte beugen können. Dies hilft nicht nur, die vordere und hintere Rumpfmuskulatur im Gleichgewicht zu halten, sondern dehnt auch die Beinrückseiten, ohne dabei die Sehnen zu überstrapazieren. Die folgende Übung macht dies deutlich und spürbar:

Vorbeugen mit verschiedenen Beckenstellungen

1. Stelle dich aufrecht hin. Die Füße sind hüftbreit aufgestellt. Achte dabei auf ein neutrales und aufgerichtetes Becken (siehe Abbildung Seite 123). Bringe eine Hand an deinen unteren Rücken, die andere Hand an den Bauch. Überprüfe dabei, dass deine unteren Rippenbögen zueinander zeigen, also integriert sind. Achte auch auf eine neutrale Halswirbelsäule.

2. Beginne, die Knie und Hüfte leicht zu beugen, setze dich mit dem Gesäss dabei etwas zurück. Überprüfe mit beiden Händen, dass sich die Länge in deinem Oberkörper beim Vorbeugen nicht verändert. Weder die Körperrückseite sollte sich verkürzen (das wäre der sogenannte *»swan dive«*), noch die Körpervorderseite (damit würdest du den Rücken runden).

3. Wenn du den Oberkörper weiter nach vorne neigst, kannst du deine Knie auch mehr beugen. Du solltet in dieser sogenannten halben Vorbeuge eine sanfte Dehnung in der Beinrückseite spüren.

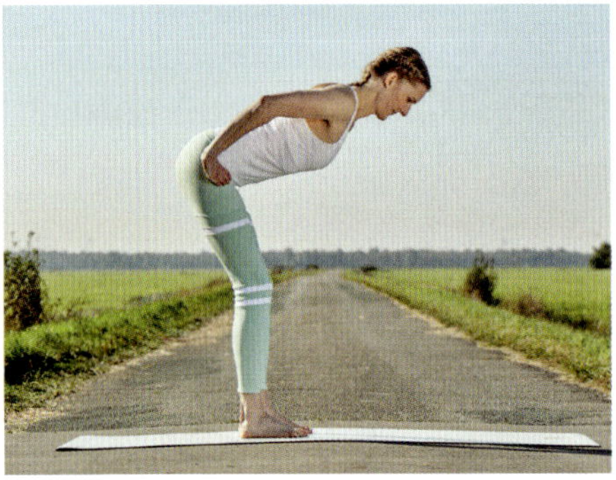

Um die Vorbeuge mit neutralem Becken unter Beibehaltung der normalen Lendenwirbellordose zu üben (Fotos 1 und 2) eignet sich die manuelle Kontrolle im Bauch- und Rückenbereich. Das Beugen der Knie ist dabei für die meisten Menschen notwendig und sinnvoll.

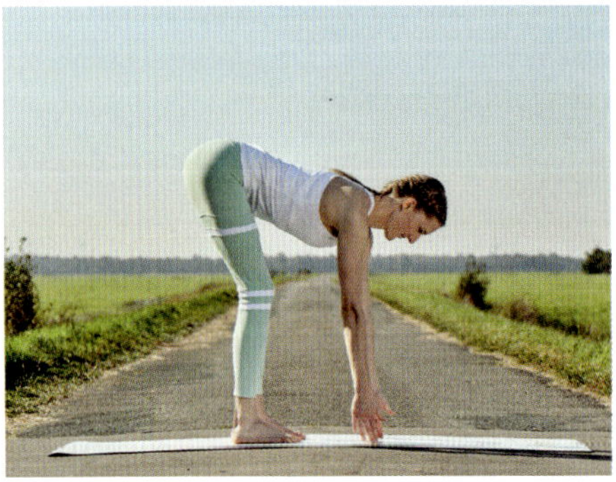

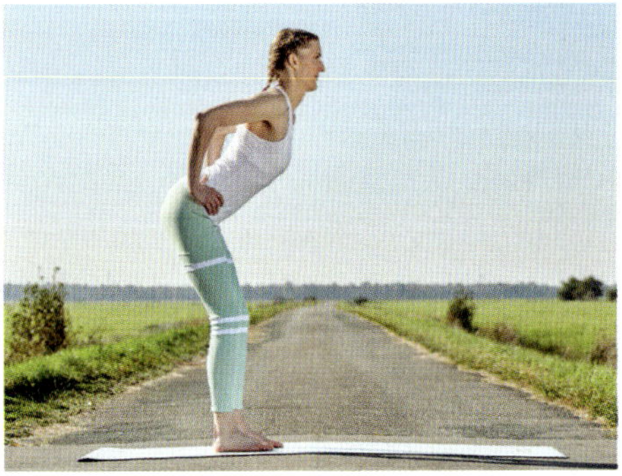

Die folgenden zwei Varianten solltest du versuchen zu vermeiden, da sie den unteren Rücken belasten:
Die Vorbeuge mit nach vorne verkipptem Becken resultiert in einer Hohlkreuzhaltung, auch *»swan dive«* genannt, da dies an einen ins Wasser eintauchenden Schwan erinnert (Fotos 3 und 4).

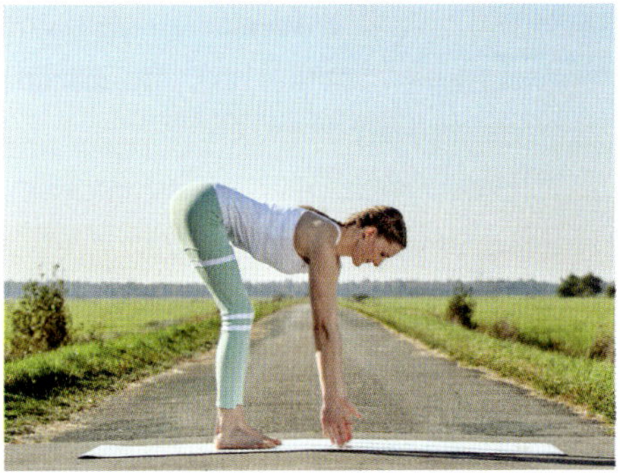

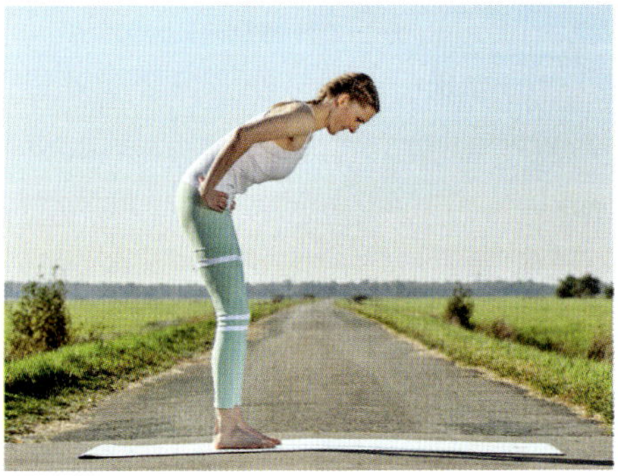

Eine Vorbeuge mit nach hinten verkipptem Becken resultiert in einem Rundrücken im Lendenwirbelbereich (Fotos 5 und 6).

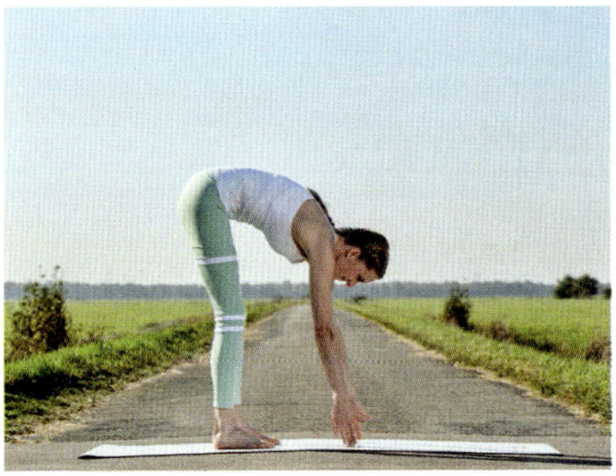

Wer versucht, für sich allein die Körperhaltung zu verbessern, wird schnell feststellen, dass es sehr schwierig ist, zu wissen, welche Änderungen richtig und sinnvoll sind. Der eingeübte Istzustand des Körpers wird vom Gehirn als »normal« angesehen. Daher ist es wichtig, entweder mit Lehrern oder Trainern zu arbeiten, um Rückmeldung erhalten zu können. Alternativ kann man mit einem Spiegel arbeiten oder sich selbst fotografieren oder auf Video aufnehmen. Beim Üben selbst hilft auch das manuelle Feedback, das durch Berührung des eigenen Körpers erzielt werden kann, indem taktil Position und Aktivierungszustand der Muskulatur überprüft werden. Dies ist ohnehin sehr hilfreich und insbesondere in intensiven Phasen des Umlernens unverzichtbar. Die eigene Körperhaltung und Bewegungsmuster ändern zu wollen, braucht viel Geduld und Aufmerksamkeit. Am Ende aber verstärkt dieser Lernprozess das Bild, das wir von unserem eigenen Körper haben. Es gibt uns ein Gefühl der Verbindung mit unserem Körper. Und die Aufrichtung wiederum stärkt unser Selbstwertgefühl und steigert unsere Energie. Jeder Schritt des Übens ist also sinnvoll und wertvoll.

Körperhaltung und Bewegungsmuster

Die Aufrichtung unseres Beckens hat große Auswirkung auf die Haltung der Wirbelsäule, des Oberkörpers und der Schultern. Dein Becken hat eine neutrale Ausrichtung, wenn das Schambein und die vorderen Hüftknochen etwa in einer frontalen Ebene und die beiden vorderen Hüftknochen in der gleichen horizontalen Ebene sind (siehe folgende Abbildung). Diese anatomischen Punkte kann man bei sich selbst fühlen und abgleichen.

Der erste Schritt ist, die eigene Beckenstellung zu erkennen. Dafür kannst du die markanten Punkte deines Beckens zum Beispiel im Stand fühlen oder auch ein Foto oder Video aufnehmen.

Wie fühlt es sich für dich an, wenn du dein Becken im Stehen in eine neutrale Ausrichtung bringen möchtest? Oftmals ist es hilfreich, im Stand die Knie leicht zu beugen, sodass man eine neutrale Beckenausrichtung finden kann. Fühlt sich dies sehr ungewohnt an, so ist dein Körper wahrscheinlich eine von der Neutralität abweichende Beckenausrichtung gewöhnt.

Interessant ist im nächsten Schritt, zu verstehen, wie sich dein Becken in bestimmten Bewegungen verhält. Dafür kannst du beispielsweise eine Vorwärtsbeuge von dir aufnehmen und mit den Bildern aus der Fotoserie vergleichen.

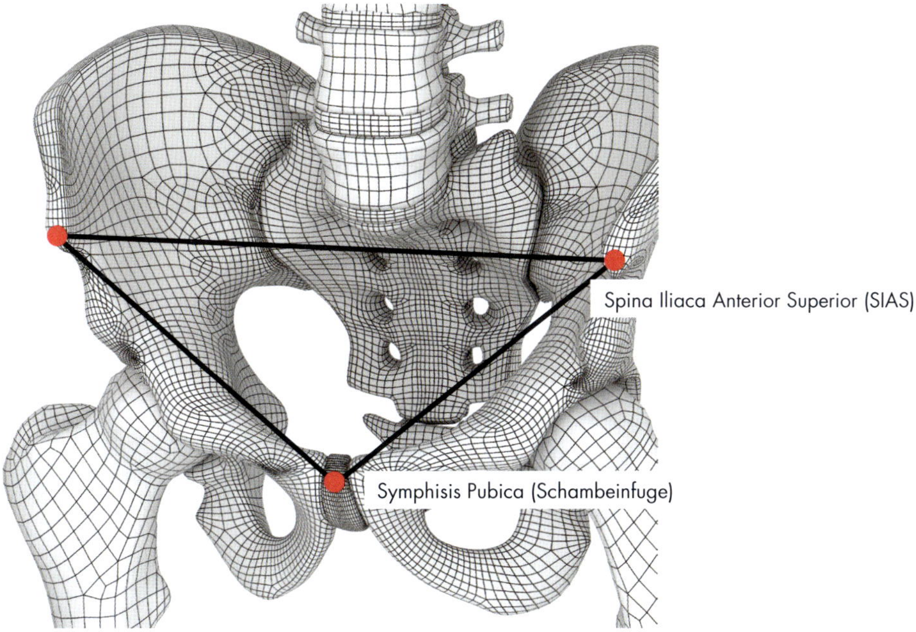

Neutrale Beckenhaltung in der Bewegung

Abgesehen von der Vorbeuge eignet sich folgende kurze Sequenz, um zu verstehen, wie du bei neutraler Beckenhaltung Bewegungen aus der Hüfte heraus durchführen kannst: Positioniere dafür eine Hand vor den unteren Bauch, die andere am unteren Rücken, um zu spüren, dass du dein Becken selbst nicht bewegst. Dort, wo deine Hände sind, sollte sich die Länge am unteren Rücken und Bauch durch die Bewegungen nicht verändern; eine gewisse Grundspannung im Rücken und Bauch ist dabei hilfreich:

1. Stelle dich aufrecht hin. Finde eine neutrale Beckenposition, wenn nötig, mit leicht gebeugten Knien.
2. Hebe das rechte Knie auf Hüfthöhe an. Du balancierst auf deinem linken Fuß.
3. Komme von hier langsam in die Krieger-3-Haltung, indem du das rechte Bein mit gebeugtem Knie unter den Körper führst; die rechten Gesäßmuskeln sind dann aktiv. Durch die Beugung der linken Hüfte bringst du den Oberkörper zusammen mit deinem rechten Oberschenkel parallel zum Boden. Das Knie deines Standbeins kann die ganze Zeit leicht gebeugt sein.

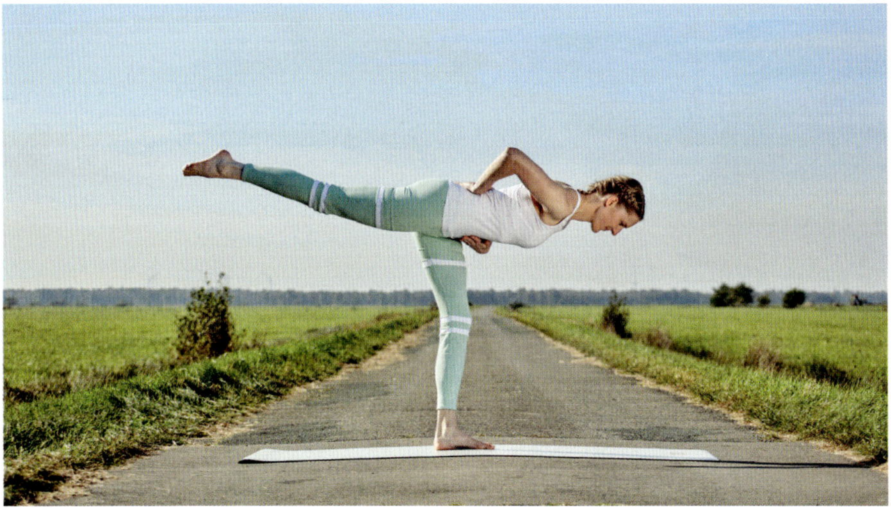

4. Komm zurück über Schritt 2 zu Schritt 1 zum Stehen: Richte zunächst den Oberkörper auf (Hüftstreckung links), deine linken Gesäßmuskeln helfen dir dabei und stabilisieren dich dann in der aufrechten Balance. Der rechte Hüftbeuger unterstützt dich, das rechte Knie wieder nach oben zu ziehen. Dann setze den rechten Fuß kontrolliert ab.
5. Wiederhole den Ablauf mit dem anderen Bein.

An dieser Übung wird deutlich, wie die Gesäßmuskeln und Hüftbeuger als Gegenspieler arbeiten und wie die tiefe Bauchmuskulatur für die Stabilisierung des Beckens eine wesentliche Rolle spielt.

Wenn du merkst, dass es dir schwerfällt, dein Becken bei diesen Bewegungen stabil zu halten, dann übe dies häufiger, und du wirst merken, dass dir das Feedback über die Hände helfen wird, mehr Bewusstsein für deine Beckenausrichtung zu schaffen. Erinnere dich dabei an das Gelernte aus Kapitel 1 und Kapitel 2 über Eigenwahrnehmung und Körpersteuerung. Fällt es dir schwer, die Balance zu halten, kannst du dich mit einer Hand an einem Stuhl festhalten oder den Umfang des Bewegungsablaufs zunächst kleiner halten.

In diesem Bewegungsablauf haben wir das Becken stabil gehalten und die Hüfte bewegt. An dieser Stelle sei betont, dass wir auch das Becken bewusst bewegen können. Dies schaffen wir beispielsweise in der Bewegung zwischen der Katze- und Kuhposition, die wir häufig zur Mobilisierung der Wirbelsäule nutzen. Hierbei kippen wir bewusst das Becken nach vorne und hinten. Die Beckenbewegung erzeugt automatisch auch eine Bewegung im Hüftgelenk, allerdings sind die Oberschenkelknochen dabei fixiert.

Katze und Kuh

Diese zwei Übungen werden oft dynamisch im Wechsel geübt, um die Wirbelsäule zu mobilisieren. Führe die Bewegungen gerne langsam aus und fokussiere dich darauf, gefühlt möglichst jeden Wirbel einzeln zu bewegen. Spüre, wie die Beckenkippung aus der Bewegung der Wirbelsäule resultiert. Deine Oberschenkel hingegen bleiben fixiert. Durch die Kippung des Beckens entsteht auch Bewegung im Hüftgelenk.

1. Beginne im Vierfüßlerstand. Die Schultern befinden sich über den Händen, die Knie unter den Hüftknochen. Bei Bedarf kannst du dir gerne eine Decke unter die Knie legen. Aktiviere die tiefen Bauchmuskeln, sodass deine Wirbelsäule von Kopf bis Steißbein neutral ausgerichtet ist.
2. Kuh: Ziehe gefühlt die Hände in Richtung deiner Knie, bringe die Schulterblätter sanft zusammen und schiebe das Brustbein nach vorne. Dabei kannst du den Blick nach vorne richten, der Nacken bleibt lang. Lasse diese Bewegung Wirbel für Wirbel in Richtung des Beckens fließen, sodass du am Ende dein Steißbein Richtung Decke kippst. Behalte dabei immer eine Grundspannung in deiner Körpermitte. Atme bei der Bewegung in die Kuh-Position ein.

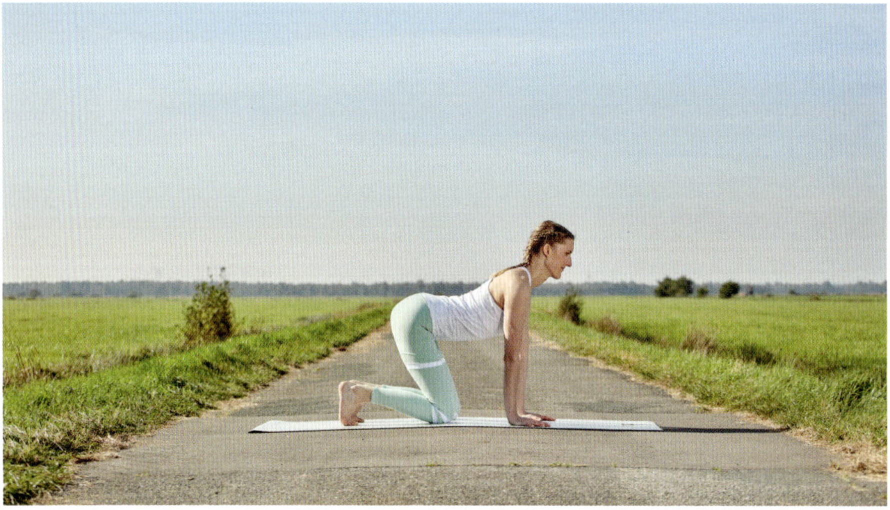

3. Katze: Nun kehrst du die Bewegung Wirbel für Wirbel um. Drücke in deine Hände, sodass du den Raum zwischen den Schulterblättern Richtung Decke drückst. Der Blick ist jetzt zu deinem Bauchnabel gerichtet. Lass die Bewegung weiter über deinen Rücken wandern. Ziehe den Bauchnabel Richtung Wirbelsäule, als ob du unter dei-

nem Oberkörper ein Zelt bauen wolltest. Das Steißbein kippt schließlich Richtung Boden. Atme bei der Bewegung in die Position Katze aus.

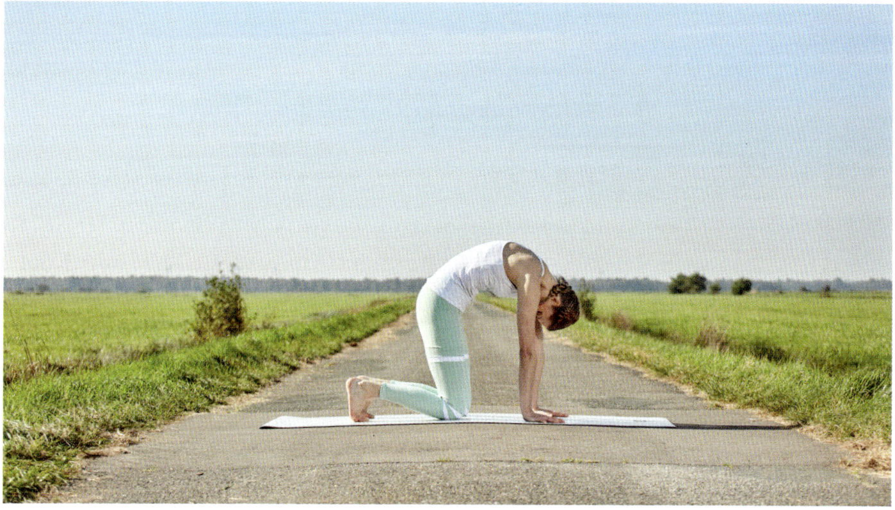

4. Nun kannst du diese Bewegungen ineinander überfließen lassen. Gerne kannst du dabei die Augen schließen und dich auf die synchrone Atmung und Bewegung fokussieren. Lasse die Bewegung mal am oberen und am unteren Ende der Wirbelsäule beginnen und nimm sie wertungsfrei wahr. Wiederhole die Katze–Kuh-Übung 5- bis 10-mal oder so lange, wie es dir guttut.

Eine ungünstige Körperhaltung hat Folgen

Eine ungünstige Körperhaltung kann zu Verschleiß an den Gelenken führen. Die Frage, inwieweit Verschleiß zu Schmerzen führt, wurde durch eine US-amerikanische Studie untersucht. Es wurden mehr als 3000 CT- und MRT-Bilder von Wirbelsäulen von schmerzfreien Personen untersucht. Eine Degeneration der Bandscheiben konnte bei 37 Prozent der 20-Jährigen und 96 Prozent der 80-Jährigen gefunden werden. Ein Vorsprung (Protrusion) der Bandscheibe wurde bei 29 Prozent der 20-Jährigen und bei 43 Prozent der 80-Jährigen beobachtet. Wir können daraus also schließen, dass eine körperliche Beeinträchtigung und das Empfinden von Schmerzen sich nicht zwangsläufig bedingen und dass eine gewisse Abnutzung der Bandscheiben mit zunehmendem Alter wahrscheinlicher wird.

Wie du dein Gehirn mit Yoga fit hältst

Wir haben gelernt, dass es sinnvoll ist, Fehler zu machen, wenn wir unser Gehirn anregen wollen zu lernen. Dies allein hilft allerdings noch nicht. Erst indem wir sie wahrnehmen, können wir Fehler für uns nutzbar machen. Zwei Dinge können wir daraus für unsere Yogapraxis mitnehmen: Das Erste ist, dass wir uns herausfordern, neue Übergänge und Übungen auszuprobieren und Bekanntes zu modifizieren. Dabei können wir mit Hilfsmitteln arbeiten, das Bewusstsein auf unterschiedliche Dinge legen oder andere Reihenfolgen üben. Es gibt zahlreiche Möglichkeiten, Yogaübungen anzupassen, um unser Gehirn zu fordern und damit Fehlersignale zu provozieren. Das Zweite ist, während der Praxis aufmerksam zu sein, um Fehler oder Verbesserungsmöglichkeiten zu entdecken. Manchmal hilft bereits die Fokussierung des Bewusstseins auf ein bestimmtes Körperteil, um mehr Aufmerksamkeit auf unsere sensorischen Rückmeldungen zu bringen. So wird uns bewusst, was wir üben müssen.

Individuelles (Um-)Lernen

Das Trainieren des eigenen Körpers ist nicht so trivial, dass wir dabei nichts falsch machen können. Gewöhnlich geht es in der Yogapraxis nicht darum, ein Maximum an Perfektion zu erreichen und sich permanent zu fordern. Wenn wir aber etwas Neues lernen und Ungewohntes ausprobieren, brauchen wir einen Reiz, der uns zur aktiven Anpassung auffordert. Denn ohne Reiz findet kein Lernen statt. Für den Erfolg ist dabei ausschlaggebend, das richtige Maß an Herausforderung zu finden. Wenn wir uns zu wenig fordern, erreichen wir keinen Trainingseffekt; das ist unproblematisch, kann aber auch frustrierend sein. Es gibt sogar Studien, die zeigen, dass zu wenig Herausforderung im Training zu mehr Verletzungen führen kann. Wenn wir zu intensiv trainieren, kann es zu Rückschritten oder Verletzungen kommen. Zwischen diesen Extremen liegt ein Bereich, der uns guttut und uns weiterlernen lässt.

In der Persönlichkeitsentwicklung gibt es ein ganz ähnliches Modell der Komfortzone: Bleiben wir dauerhaft in dieser Komfortzone, die wir gut kennen und in der wir uns sicher fühlen, werden wir uns nicht weiterentwickeln und -lernen. Gehen wir hingegen gerade so weit über diesen Bereich hinaus, dass unser Gehirn nicht mehr präzise Vorhersagen machen kann und wir Fehler erzeugen, sind wir in einer optimalen Lernzone.

Stressen wir uns aber so sehr mit neuen Faktoren, dass die Vorhersagen ungenau werden und unser Gehirn eine Gefahr für unsere Integrität sieht, dann ist kein sinnvolles Lernen mehr möglich. In dieser Gefahrenzone wird unser Gehirn alle Ressourcen darauf verwenden, unsere Sicherheit aufrechtzuerhalten. Es bleiben keine Ressourcen verfügbar, unsere Leistung zu verbessern. Gerade aber wenn wir Neues wagen wollen, müssen wir unserem Körper und seiner Umgebung vertrauen können. Verlassen wir diese Zone des Vertrauens, treffen wir auf tief verwurzelte Mechanismen der Hemmung.

Wollen wir effektiv mit unserem eigenen Körper arbeiten, müssen wir diese Mechanismen kennen und ihm vertrauen. Nur so können wir uns auf Neues einlassen. Wer würde schon in ein Auto einsteigen und Gas geben, ohne sich auf die Bremsen zu verlassen? Um unserem eigenen Körper in dieser Weise vertrauen zu können, müssen wir ihn so gut kennen, dass wir sichere Vorhersagen treffen können. Das bedeutet auch, dass wir die Stabilität des Körpers spüren müssen, die wir für eine neue, zu erlernende Aufgabe als notwendig erachten.

Optimale Lernzonen sind individuell

Dabei sind die Grenzen der Bereiche, in denen wir uns optimal weiterentwickeln können und in denen wir uns wohlfühlen, sehr individuell. Im Yogaunterricht bringt jeder Yogaschüler nicht nur unterschiedliche Erfahrungswerte und Glaubenssätze über sich selbst und die Welt mit. Auch jeder Körper ist anders. Die Beweglichkeit der Gelenke und ihrer Halteapparate ist ebenso verschieden wie die Muskelausprägung und die Möglichkeit, die Muskeln bewusst anzuspannen. Auch das Maß, in dem ein Mensch mit seinem Körper kommunizieren kann, ist zunächst einmal sehr unterschiedlich. Wir denken in diesem Zusammenhang noch einmal an die physiologischen Grundlagen der Interaktion zwischen Nervensystem und Bewegungsapparat zurück. Diese Faktoren bestimmen, welche Übungen und Modifikationen sinnvoll sind, um sich im Bereich der optimalen Lernphase zu bewegen. Dieser Bereich kann demnach sicher nicht für jeden der Gleiche sein.

Konkurrenzdenken und Frustration sind auf dem gleichen Boden fehl am Platze, wenn es um Yoga geht. Mehr noch: Sie sind geeignet, uns schnell aus der Zone idealer Lernbereitschaft zu manövrieren. So ermutigen wir die Teilnehmer im Yogaunterricht, sich nicht mit anderen zu vergleichen, sondern auf sich selbst zu achten und die Variante auszuwählen, die für sie selbst sinnvoll erscheint. Im Individualunterricht kann dies unmittelbar berücksichtigt werden. Trotzdem ist es für die Teilnehmer und auch für die Lehrer nicht immer sofort klar, welche Stufe der Übung die richtige ist, um den Übenden zu fordern, aber nicht zu überfordern. Um dies herauszufinden, ist es wertvoll, mögliche Warnsignale des Systems zu kennen.

Warnsignale des Körpers

In der Yogapraxis versuchen wir, zwischen noch angenehmen Dehnungsreizen und einem Schmerzgefühl zu unterscheiden. Das Empfinden von Schmerz ist wohl das eindeutigste Warnsignal, das wir kennen. Das Schmerzempfinden ist allerdings nicht auf eine direkte Weiterleitung der nozizeptiven Signale zurückzuführen, denn es gibt einige Stufen, an denen die Signale moduliert werden. Um dies zu verstehen, lohnt es sich, die Schmerzverarbeitung etwas genauer zu betrachten.

Die Nozizeptoren des peripheren Nervensystems (siehe Seite 55) senden ein Signal zum Rückenmark. Bereits der Zustand des Gewebes kann die Sensitivität der Sensoren beeinflussen. Entzündungsmediatoren (körpereigene Substanzen, die im Gewebe eine Entzündungsreaktion hervorrufen oder aufrechterhalten), die Temperatur des Gewebes und dessen Durchblutung beeinflussen die Empfindlichkeit der Nozizeptoren und damit das Schmerzsignal. Bevor das Signal vom Rückenmark weiter in Richtung Gehirn gesendet wird, kann es im Rückenmark bereits modifiziert werden. Das Gehirn nimmt über absteigende Bahnen und sogenannte Zwischenneurone (meist hemmende Interneurone) Einfluss auf tiefer liegende Bereiche des Nervensystems. Erwartungen, Aufmerksamkeit, Gedanken und Gefühle beeinflussen so unser Empfinden drastisch. Verschiedene Gehirnareale wie die Amygdala, der Thalamus, der präfrontale Kortex, der somatosensorische Kortex sowie der insuläre und der cinguläre Kortex (siehe Seite 20) sind in einem Netzwerk an der Bewertung der eingehenden nozizeptiven Signale beteiligt.

Es wurde wiederholt gezeigt, dass psychologische und soziale Faktoren das Schmerzempfinden stark beeinflussen. Allerdings gibt es keine eindeutigen Ergebnisse, ob beispielsweise das Schmerzempfinden abgeschwächt oder verstärkt wird, wenn wir die Aufmerksamkeit auf den Schmerz direkt bringen – in jedem Fall aber verändert sich das Empfinden dadurch. Die dem Schmerzempfinden beigemessene Bedeutung scheint ausschlaggebend dafür zu sein, wie stark man den Schmerz tatsächlich fühlt. Vermutet man also, dass die Auswirkungen des Schmerzes katastrophal sein werden, so bewertet man den physischen Schmerz eher als stärker. Je länger ein Schmerzreiz bestehen bleibt, desto sensibler werden die Nozizeptoren und desto sensibler wird auch das Netzwerk im Gehirn, das für die Schmerzverarbeitung zuständig ist.

Es wird vermutet, dass Schmerz nur eines der möglichen Ausgangssignale des Gehirns ist, um zu äußern, dass eine Gefahr existiert oder vielmehr eine Gefahrensituation eingeschätzt wird. Denn das Gehirn versucht ständig, Vorhersagen über den nächsten Moment zu machen. Dafür nutzt es die sensorischen Eingangssignale, alle existierenden Vorerfahrungen, Glaubenssätze und Erwartungen über Konsequenzen, um einzuschätzen, wie gefährlich die Situation ist. Wird die Situation dann tatsächlich als gefährlich eingeschätzt, so wählt es zum Beispiel das Schmerzempfinden als eines der Warnsignale aus. Im Extremfall entwickelt sich so ein chronischer Schmerz, der von seiner Ursache unabhängig ist. Yoga ist effektiv, eine solche Chronifizierung zu durchbrechen, da es den Übenden zwingt, sich stets auf das neuronale Feedback der Istsituation zu konzentrieren.

Yoga als Schmerztherapie

Auf diese Weise werden Schmerz und andere Warnsignale wie Schwäche, Ermüdung, Schwindel, Migräne, Verspannungen oder ähnliche Symptome modifiziert – und gegebenenfalls auch therapiert. Alle diese Signale führen möglicherweise dazu, dass wir eine Tätigkeit beenden und uns ausruhen. Zu diesen Warnsignalen kann es auch kommen, wenn das Gehirn keine passenden Vorhersagen machen kann oder es Unstimmigkeiten in den zur Verfügung stehenden Informationen gibt. Denn die Vorhersagen können immer nur so gut sein, wie die Eingangssignale es zulassen. Sind sie ungenau oder nicht eindeutig, dann kann keine gute Vorhersage getroffen werden, was bedeuten könnte, dass eine Gefahrensituation auf uns zukommt. Es gibt zum Beispiel Menschen, denen schnell übel wird oder die zu schwitzen beginnen, wenn die visuellen Informationen mit den vestibulären Informationen, also Informationen des Gleichgewichtssinns, nicht übereinstimmen. Das kann in einem 3-D-Kino der Fall sein oder in einer Fahrsimulation. Das Unwohlsein entsteht, da visuelle Signale vermitteln, man bewege sich im Raum, während das vestibuläre System das Gegenteil rückmeldet. Wichtig ist es, zu verstehen, dass das Empfinden von Schmerz den tatsächlichen Reiz nicht unmittelbar abbildet, sondern aus einer unbewussten Bewertung des Bedrohungspotenzials dieses Reizes resultiert. Es ist eben vielmehr ein Warnsignal.

Chronischer Schmerz

von Dr. Christian Borchers

Schmerzwahrnehmung ist ein komplex neuronal regulierter Prozess. Vereinfacht ausgedrückt verursachen Noxen, also schädigende Stoffe oder Umstände wie Hitze oder mechanische Überbeanspruchung, eine Reihe von lokalen Reaktionen im Gewebe, die zur Aktivierung spezialisierter Schmerzfasern führen. Diese übermitteln Informationen auf die Ebene des Rückenmarks, wo eine erste Bewertung erfolgt.

Wird eine gewisse Reizschwelle überschritten, gelangt die Schmerzinformation in übergeordnete Bereiche unseres Nervensystems wie den Thalamus und schließlich in den Kortex – und somit auf die Bewusstseinsebene. Diese Abfolge beschreibt die Funktion akuter Schmerzereignisse.

Der Begriff »chronischer Schmerz« beschreibt im Gegensatz zur landläufigen Auffassung nicht etwa einen lang anhaltenden Schmerzreiz, der wie ein akutes Schmerzereignis weitergeleitet wird. Unter Chronifizierung versteht man vielmehr die veränderte Verarbeitung und Wahrnehmung von Schmerzen, wie sie durch diverse Ursachen entstehen kann. Hierzu gehören auch lang andauernde Noxen, also schädliche Einflüsse. So werden durch eine fehlgeleitete Anpassung der Schmerzverarbeitung im Nervensystem äußere oder innere Signale fehlinterpretiert. Viele Menschen mit chronifizierten Schmerzsyndromen empfinden deshalb Reize als schmerzhaft, die im gesunden Zustand nicht so interpretiert würden.

Nicht zu vernachlässigen sind jedoch weitere Faktoren, die in unserer psychischen Verfassung zu suchen sind. »Körper und Seele« sind neurobiologisch betrachtet nur zwei beschreibende Begriffe für ein zusammenhängendes System, die nicht getrennt betrachtet werden können. In depressiver Stimmungslage sinkt unsere Schmerzschwelle beispielsweise deutlich ab. Schon dieses Absinken kann dazu führen, dass chronische Schmerzen entstehen – vollkommen unabhängig von einer Noxe.

Chronifizierung ist also eine grundlegende Verschiebung unseres Körperbildes hin zu einer niedrigeren Schmerzschwelle. Die Schmerzwahrnehmung wird in diesem Fall mehr oder weniger unabhängig von ihren Ursachen.

Für viele Schmerzpatienten und ihre Therapeuten ist dies schwer nachzuvollziehen. Die Medizin kennt diverse modellhafte Ansätze, um gerade diesen Mechanismus trotz seiner guten wissenschaftlichen Belegbarkeit zu umgehen. Solche Modelle führen nicht selten für Patienten in die Irre, beispielsweise in unnötige operative Eingriffe. Ein frühes Erkennen von chronifizierten Schmerzsyndromen hingegen sollte in Therapiekonzepte führen, die auf eine Gesundung der Selbstwahrnehmung hinarbeiten. Solche Konzepte enthalten in zunehmender Weise auch Elemente aus dem Yoga.

Eine konsequente Yogapraxis hat nachgewiesenermaßen einen profunden Effekt auf unser Körperschema und kann es in einzigartiger Weise beeinflussen. Deswegen verdient Yoga einen potenziell großen Stellenwert bei der Behandlung chronischer Schmerzen.

Schreckreflexe und andere Reaktionen auf Bedrohung

Wie im ersten Kapitel beschrieben, gibt es noch weitere unbewusste Reaktionen auf eine vermutete Bedrohung. Der Schreckreflex, der über den Hirnstamm gesteuert wird, verursacht ein Bewegungsmuster der Flexion und Adduktion, also ein Zusammenziehen und ein Heranziehen der Gliedmaßen (siehe Seite 40). Nur wenn der Schreck sehr stark ist, zieht sich der ganze Körper zusammen. Die wohl häufigsten, nicht ganz so offensichtlichen Signale sind das Zusammenpressen des Kiefers, hochgezogene Schultern und das Einziehen des Kopfes. Sofern keine Lebensbedrohung vermutet wird, sind diese Reaktionen üblicher, da sie subtiler sind. Oft sind wir uns dessen gar nicht bewusst.

Ein weiterer Hinweis dafür, dass unser System sich bedroht fühlt, kann die Anregung des Sympathikus sein. Das bedeutet: Herzfrequenz und Blutdruck steigen an, die Pupillen weiten sich, es kann zu Schweißausbrüchen kommen. Schnellere und flachere Atmung ist ein weiterer Indikator steigender Anspannung. Auch unsere Beweglichkeit gibt uns Auskunft darüber, wie angespannt wir sind, denn mentale und körperliche Anspannung hängen stark zusammen. Dies lässt sich allerdings nur relativ bestimmen, also immer nur im Vergleich zu einem vorherigen Zeitpunkt, da jeder Mensch seine individuelle körperliche Beweglichkeit mitbringt. Wenn wir also feststellen wollen, ob eine Übung sinnvoll für uns ist, können wir vor und nach einer Übung prüfen, inwiefern sich unsere Beweglichkeit verändert hat, also ob das Gehirn dadurch eher Anspannungs- oder Entspannungssignale sendet.

Wenn wir die Warnsignale des Körpers kennen, hilft uns dies, unmittelbar zu bewerten, ob uns eine Übung nützt oder nicht. Weil die dazu zu bewertenden Körperreaktionen oft nur gering ausgeprägt sind, müssen wir uns darin üben, diese Signale wahrzunehmen. Meist handelt es sich eher um angespannte Kiefermuskeln oder hochgezogene Schultern. Bei Anpassungen unserer Yogapraxis müssen wir also mit ein wenig Aufmerksamkeit für unsere eigenen Signale nicht lange warten, um zu bewerten, ob diese für uns sinnvoll und zielführend waren. Unser Gehirn reagiert unmittelbar auf Reize und bewertet, ob die Situation sicher ist oder nicht. Nur dann, wenn wir uns in einem Bereich bewegen, der die Integrität unseres Körpers sicherstellt und nicht als Gefahr für uns wahrgenommen wird, können wir uns entspannen oder auch an unserer Leistung arbeiten.

Taktiles Feedback zum Lernen neuer Bewegungen

Das Trainieren neuer Inhalte benötigt immer Aufmerksamkeit für die zu übende Aufgabe. Insbesondere wenn bereits verinnerlichte Muster für Bewegungsabfolgen existieren, kann es mühsam sein, diese zu »überschreiben«. Es ist dabei wichtig, präzise den eigenen Körper wahrzunehmen und Fehler zu erkennen, damit wir wissen, was wir genau im nächsten Versuch ändern müssen. Wie in Kapitel 2 beschrieben, spielt das propriozeptive Feedback aus dem Körper dabei eine wichtige Rolle, denn nur durch den Abgleich mit der Vorhersage können Abweichungen festgestellt werden. Ohne propriozeptives Feedback ist Lernen unmöglich. In einer Studie hierzu wurde festgestellt, dass sich beim Lernen neuer Bewegungen somatosensorische und motorische Areale im Gehirn gleichermaßen verändern. Diese Effekte belegen, dass die Kommunikation zwischen diesen Bereichen von Beginn an wichtig ist und wie stark die motorische Steuerung und die Wahrnehmung aus den entsprechenden Körperteilen gekoppelt ist.

Dieses Wissen können wir uns zunutze machen: Wenn es uns besonders schwerfällt, Bereiche des Körpers zu aktivieren, können wir sie vor-stimulieren, in dem wir einen taktilen Reiz setzen und über die Körperregion streichen. So reduzieren wir die Aktivierungsschwelle für die Motorik und es fällt uns leichter, den entsprechenden Bereich des Körpers zu kontrollieren. Sogenannte Assists oder Adjustments, die durch den Yogalehrer zur Korrektur der Asana ausgeführt werden, sind ebenso taktile Reize, die den Yogaschüler unterstützen können, Bereiche seines Körpers besser zu fühlen und in der Folge auch motorisch ansteuern zu können.

Taktile Stimulation für die Atmung

1. Setze dich aufrecht zum Beispiel auf einen Stuhl oder auf deine Yogamatte.
2. Nimm einige tiefe Atemzüge.
3. Bringe deine Hände mit den Fingern zueinander auf deine unteren Rippen und spüre, wie die Rippen sich mit der Einatmung seitlich ausdehnen und sich dann mit der Ausatmung wieder sanft zusammenziehen.
4. Nimm wahr, ob du zwischen beiden Seiten Unterschiede in der Stärke der Bewegung und in der zeitlichen Gleichmäßigkeit wahrnehmen kannst. Gibt es mehr Bewegung auf einer Seite? Bewegt sich eine Seite vor der anderen?
5. Wenn du spürst, dass eine Seite der Rippen weniger Bewegung aufweist, dann streiche mit deiner Hand einige Male sanft über diese Seite. Fokussiere dich auf die Berührung.
6. Dann wiederhole die Übung und spüre, ob sich die Bewegungen auf beiden Seiten angleichen.
7. Du kannst den Ablauf einige Male wiederholen, bis du mehr und mehr Gleichmäßigkeit in deine Atmung gebracht hast.

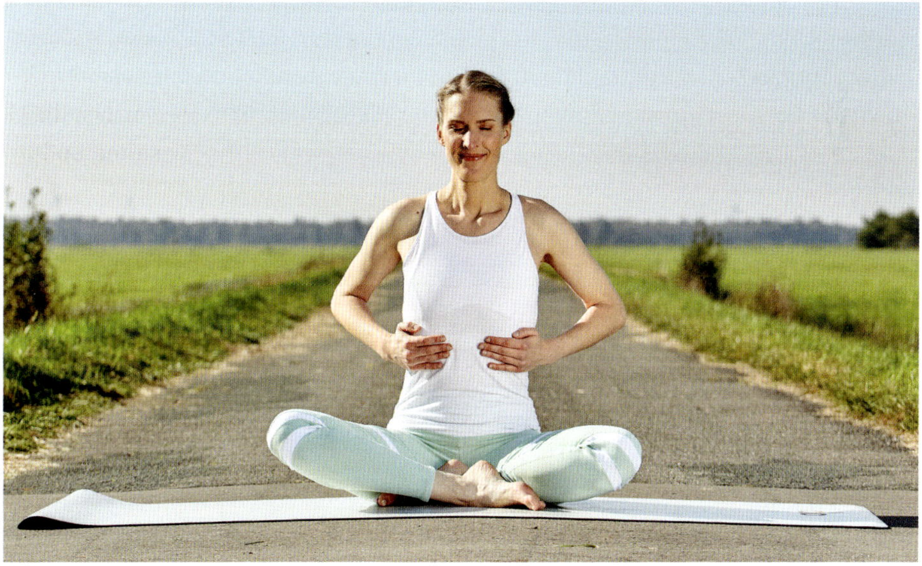

Wie Yoga das Gehirn verändert

Die Yogapraxis besteht in der Regel aus Körperhaltungen (Asanas), Atem- und Meditationsübungen. Je nach Yogarichtung kann die Gewichtung dieser Komponenten sehr unterschiedlich sein. Manchmal steht die körperliche Praxis im Vordergrund, bei anderen Yogastilen ist es die Meditation. Zudem kann die Art der Asanas auf die Zielgruppe angepasst werden, sodass es nahezu keine körperlichen Einschränkungen gibt, Yoga zu praktizieren. Das ist ein großer Vorteil des Yoga, da wir niemanden ausschließen müssen, sehr unterschiedliche Zielgruppen ansprechen und je nach Situation die Yogapraxis auch für uns selbst modifizieren können.

Wenn es allerdings darum geht, durch experimentelle Studien zu verstehen, was die Yogapraxis im Gehirn verändert, stehen wir vor der Herausforderung, Vergleichbarkeit zwischen verschiedenen Yogapraktiken herzustellen. Zudem ist der Beruf des Yogalehrers nicht geschützt und es gibt keine vereinheitlichte Definition von Yoga. Dies macht wissenschaftliche Untersuchungen des Yoga-Effekts schwierig.

Durch das stetig wachsende Interesse der Gesellschaft an Yoga und sicherlich auch aufgrund der positiven Effekte, die durch die Yogapraxis beobachtet werden, ist in den vergangenen Jahren auch das wissenschaftliche Interesse an Yoga enorm gestiegen. Während in den Jahren zwischen 1950 und 2000 etwa 600 wissenschaftliche Studien zum Thema Yoga publiziert wurden, waren es zwischen 2000 und 2010 etwa 1000 und zwischen 2010 und 2020 fast 4500 Studien.

Einige dieser Studien haben untersucht, welche Effekte Yoga sowohl strukturell als auch funktionell auf unser Gehirn hat. Da die Ergebnisse wissenschaftlicher Studien oft auf statistischen Vergleichen zwischen zwei Gruppen – nämlich der Yoga- und einer Kontrollgruppe – basieren, hat die Auswahl der passenden Kontrollgruppe große Auswirkungen auf die Ergebnisse. Besonders bei der Nutzung von Kontrollgruppen gibt es große Unterschiede zwischen Studien, weshalb diese immer mit einer gewissen Vorsicht zu bewerten sind. Trotz dieser Einschränkungen gibt es einige konsistente und interessante Ergebnisse, die uns Hinweise darüber geben, wie Yoga auf unser Gehirn wirkt und welche Veränderungen durch regelmäßige Praxis entstehen.

Strukturelle und funktionelle Änderungen in der Inselrinde

Eine Reihe von Studien stellten strukturelle Veränderungen der Inselrinde bei Yogapraktizierenden fest. Vor allem eine Zunahme der Dichte der grauen Substanz der Insula wurde wiederholt berichtet – sowohl von Studien, die sich auf alle Aspekte des

Yoga bezogen, als auch von Studien, die nur die Meditationspraxis umfassten. Funktionelle Studien bestätigen die Rolle dieses Areals vor allem in der Meditationspraxis. Es wurden Unterschiede in der Aktivität der Inselrinde selbst sowie auch in den Verbindungen mit anderen Arealen gefunden. Die Inselrinde ist dafür bekannt, die interozeptiven Signale des Körpers zu verarbeiten und essenziell für das eigene Körperbewusstsein zu sein (siehe Seite 108 f.).

Zahlreiche Studien belegten, dass ein genaueres interozeptives Bewusstsein über den eigenen Körper mit der Fähigkeit korreliert, mit Stress umzugehen. Die australischen Forscher um Michaela Pascoe analysierten die Ergebnisse aus 42 Studien, die zum Thema Stress und Yoga veröffentlicht wurden. Diese zeigten, dass die Asana-Praxis im Vergleich zu einer aktiven Kontrollgruppe zu einer Reduzierung des Cortisolspiegels, des Blutdrucks und des Ruhepulses führte. Einige weitere Messwerte bestätigten den Stress reduzierenden Effekt der Yogapraxis.

Ein ungenaueres interozeptives Bewusstsein hingegen scheint bei Depression eine Rolle zu spielen. Depression ist zwar eine psychische Erkrankung, allerdings wird sie oft von körperlichen Beschwerden begleitet. Interessanterweise wurde in einer Studie von US-amerikanischen Forschern um Kyle Simmons festgestellt, dass Patienten mit einer Depression eine reduzierte Aktivität in der mittleren Inselrinde im Vergleich zu gesunden Kontrollpersonen aufweisen. Diese verringerte Aktivität korrelierte zudem mit der Schwere der Depression und den begleitenden körperlichen Beschwerden. So ist anzunehmen, dass die regelmäßige interozeptive Praxis im Yoga nicht nur zu einer verbesserten Innenwahrnehmung führt und damit auch zu einer Zunahme der grauen Substanz in der Inselrinde, sondern dass sie auch präventiv gegen Depression wirken könnte.

Die Kollegen um Kyle Simmons fanden bei Patienten mit Depression ein verstärktes Interagieren zwischen der Inselrinde und dem präfrontalen Kortex. Der präfrontale Kortex ist für die emotionale Regulierung und für das selbstreflektierende Denken von Bedeutung, was auch mit einer erhöhten Grübelneigung assoziiert wird, wie sie unter anderem bei Depression vorkommen kann. Dieses Ergebnis passt zu einer Studie von Brett Froeliger und Kollegen, die untersuchten, inwiefern emotionale Bilder, die während einer anspruchsvollen Aufmerksamkeitsaufgabe gezeigt wurden, bei Meditierenden im Vergleich zu Kontrollpersonen verarbeitet wurden. Meditierende Probanden zeigten dabei eine geringere Aktivierung im präfrontalen Kortex beim Betrachten emotional negativer Bilder im Vergleich zu neutralen Bildern. Bei der nicht meditierenden Kontrollgruppe wurde eine genau spiegelbildliche Aktivität gefunden – eine höhere Aktivität also im präfrontalen Kortex beim Betrachten emotional negativ besetzter Bilder. Da dieser Bereich des präfrontalen Kortex unter anderem für die Kontrolle der emotionalen Regulierung bekannt ist, wird inzwischen vermutet, dass Meditierende geübter darin sind, sich kognitiv zu kontrollieren, auf Aufgaben zu fokussieren und sich mental von negativen Informationen freizumachen.

Viel spricht dafür, dass eine präzise Körperwahrnehmung und die Fähigkeit, subtile Signale aus dem Körper zu erfassen, für die Gesundheit und Selbstregulierung vorteilhaft sind. Aus therapeutischer Sicht ist es daher sinnvoll, die Körperwahrnehmung zu trainieren, um ein erhöhtes interozeptives (inklusive propriozeptives) Bewusstsein zu schaffen und dabei Selbstbewertungsprozesse wie eine Grübelneigung über das eigene Verhalten zu minimieren. Auf neuronaler Ebene bedeutet dies eine Verlagerung von präfrontaler Aktivität, wo im Allgemeinen kognitive Bewertungen verarbeitet werden, hin zu Aktivität in Regionen wie der Insula und den sensomotorischen Arealen. So wird vermutet, dass Yoga im Gegensatz zu reinen kontemplativen Praktiken wie autogenem Training durch die Bewegungskomponente die interozeptive Verarbeitung intensiviert und zu mehr Körperbewusstsein führt. Das Körperbewusstsein scheint in vielen somatoformen Krankheitsbildern eine Rolle zu spielen, sodass eine regelmäßige Yogapraxis einer somatoformen Erkrankung möglicherweise entgegenwirken kann.

Yoga schützt das Nervensystem

Eine andere Region des Gehirns, die eine höhere Dichte der grauen Substanz bei Yogapraktizierenden aufweist, ist der Hippocampus. Diese Struktur spielt eine entscheidende Rolle beim Lernen und bei Gedächtnisfunktionen. Speziell bei altersbedingten neurodegenerativen Erkrankungen, wie der Alzheimer-Demenz, und chronischem Stress verliert der Hippocampus an Dichte der grauen Substanz. Da Yoga, ebenso wie sportliche Betätigung und Meditation, Stress entgegenwirkt, ist es nicht erstaunlich, dass wir auch bei Yogapraktizierenden eine höhere Dichte an Zellen im Hippocampus finden.

Auch in anderen Bereichen wie dem cingulären Kortex wurde eine höhere Dichte der grauen Substanz sowohl durch die Yogapraxis als auch durch andere sportliche Betätigungen festgestellt. Zusammenfassend wird vermutet, dass die Yogapraxis einen neuroprotektiven Effekt hat, also das Nervensystem vor Alterungsprozessen und Krankheit schützt. Im Speziellen scheint regelmäßige Yogapraxis den Abbau der grauen Substanz zu verlangsamen, der im Alter in vielen Bereichen des Gehirns stattfindet. Sowohl körperliche Aktivität und kardiovaskuläres Training als auch Achtsamkeitsübungen scheinen die Zellerhaltung zu unterstützen und dem Alterungsprozess entgegenzuwirken.

Das sogenannte Ruhezustandsnetzwerk (englisch: Default Mode Network) scheint dabei eine besondere Rolle zu spielen. Dieses Netzwerk von frontalen, cingulären, temporalen und parietalen Bereichen des Gehirns scheint genau dann aktiv zu sein, wenn wir zwar wach sind, aber keine äußeren Reize verarbeiten. Es wird mit dem »Tagträumen« assoziiert, steht aber vor allem für das Denken ohne äußere Einflüsse. Möglicherweise hat dieses Netzwerk viele weitere Funktionen; allerdings sind die Erkenntnisse noch sehr jung und fragil. Es gibt einige Hinweise darauf, dass es sowohl bei normalen Alterungsprozessen als auch bei einigen neurologischen Erkrankungen, wie dem Morbus Alzheimer, eine Rolle spielt. Bei älteren Probanden wurde gegenüber jüngeren Probanden reduzierte Aktivität in diesem Ruhezustandsnetzwerk beschrieben. Gleichzeitig wies die weiße Substanz Schäden auf und die kognitive Leistungsfähigkeit war vermindert. Da die Yogapraxis sich auf die einzelnen Areale des Ruhezustandsnetzwerks auszuwirken scheint, wird vermutet, dass sie nicht nur einen positiven Effekt auf die Zellerhaltung innerhalb dieser Areale hat, sondern möglicherweise auch den Alterungsprozess innerhalb dieses Netzwerks verlangsamt.

Anders als bei den meisten Hirnregionen, wurde bei der Amygdala, dem Mandelkern, eine Abnahme der grauen Substanz durch die Yogapraxis beschrieben. Der Mandelkern ist an der Erkennung und Bewertung von Gefahren beteiligt und ist damit wichtig für die Verarbeitung von Angst. In einer Studie der Neurowissenschaftlerin und Psychologin Britta Hölzel und Kollegen wurde eine Korrelation zwischen der Dichte der grauen Substanz und dem eigenen Stressgefühl gefunden. Sie wählten für ihre Studie Teilnehmer aus, die angaben, sich gestresst zu fühlen, aber darüber hinaus gesund waren. Die Probanden nahmen an einem achtwöchigen Achtsamkeitsprogramm (MBSR – Mindfulness-Based Stress Reduction, achtsamkeitsbasierte Stressreduktion nach Jon Kabat-Zinn) teil, das Yogapraxis und Meditation beinhaltete. Vor Beginn des Achtsamkeitsprogramms und nach den acht Wochen wurde die Dichte der grauen Substanz in der Amygdala gemessen. Je mehr die Teilnehmer angaben, dass sich ihr Stressgefühl reduziert hatte, desto mehr Abnahme in der Dichte der grauen Substanz des Mandelkerns wurde beobachtet. Diese Studie ist vor allem interessant, da sie zeigt, dass sich Gehirnstrukturen nicht nur durch das Erlernen von Fähigkeiten ändern, sondern auch aufgrund seelischer Zustände.

Auch wenn sich die Studien zu den Veränderungen im Gehirn durch Yoga in den letzten Jahren gemehrt haben und sich die Erkenntnisse mehr und mehr verfestigen, sollte beachtet werden, dass es sich hierbei dennoch um sehr junge Erkenntnisse handelt. Wissenschaft lebt vom Diskurs und vom ständigen Hinterfragen. Daher kann dieses Kapitel an dieser Stelle nur einen Eindruck über den aktuellen Stand der Wissenschaft vermitteln. Aktuell ist noch fraglich, welche Effekte rein auf die Yogapraxis und nicht auf sportliche Betätigung im Allgemeinen zurückzuführen sind. Die Kontrollgruppen exakt aufeinander abzustimmen, ist eine herausfordernde Aufgabe, da nicht nur die Yogapraxis sehr vielseitig ist. Auch die Yogastile und Intensitäten der Yogapraxis variieren stark.

Dass sich unser Gehirn aufgrund einer regelmäßigen Yogapraxis strukturell und funktionell verändert, ist jedoch unumstritten. Das motorische Lernen verändert das Zusammenspiel der sensomotorischen Areale. Die bewusste Wahrnehmung unseres Körpers verbessert die Interozeption und die Fähigkeit, unseren Körper zu steuern. Vieles spricht dafür, dass sich die Veränderungen in den Bereichen der Inselrinde, der Amygdala und des Hippocampus auf die Schmerzwahrnehmung auswirken und Gefühle wie Angst und Stress reduzieren. Und die kontinuierliche Herausforderung in der Yogapraxis stimuliert das Gehirn zum Lernen.

Anpassungsfähigkeit kann man üben

Anpassungsfähigkeit ist die Fähigkeit, sich auf neue Situationen einstellen zu können. Sich anzupassen bedeutet, Neues auszuprobieren und zu lernen. Um eine gute Anpassungsfähigkeit zu entwickeln, müssen wir genau das üben. Dazu gehört, mental offen und bereit zu sein, aus unserer Komfortzone herauszutreten und andere Sichtweisen einzunehmen. Genauso wichtig ist, das eigene Ego zurückzunehmen und zu akzeptieren, dass wir immer Lernende bleiben. Diese Erkenntnis rückt unser eigenes Sein in Relation zu unserer Umgebung und verbindet uns mit unseren Mitmenschen. Dies mag für jeden anders aussehen. Dennoch fühlt es sich für uns alle ähnlich an: Es kann demütigend sein, zu wissen, was man nicht weiß. Dieses Gefühl anzunehmen und zu wissen, dass es uns allen damit gleich ergeht, schafft jedoch Verbindung und lässt unser Ego kleiner werden.

Je anpassungsfähiger wir werden, desto besser wird es uns gelingen, uns von äußeren Änderungen nicht aus der Bahn werfen zu lassen. Diese Fähigkeit nennen wir Resilienz – Widerstandsfähigkeit. Wir sind dann resilient (von lateinisch *resilire* für »zurückspringen, abprallen«), wenn wir mit Änderungen umgehen können beziehungsweise uns schnell von ihnen erholen und bei Neuerungen in unser Gleichgewicht zurückkommen. Anpassungsfähigkeit kann uns dabei eine große Hilfe sein.

Wenn wir uns an neuen Aufgaben versuchen und uns herausfordern, müssen wir unsere Aufmerksamkeit auf diese neue Aufgabe richten. Dies fordert nicht nur kognitive Ressourcen und beschäftigt damit einen Großteil unseres Gehirns, sondern regt das Gehirn auch an, seine Vernetzungen anzupassen. Denn wer Neues erlernt, macht dabei wahrscheinlich auch Fehler und findet Verbesserungsmöglichkeiten. Dies regt das Gehirn an, neue Verbindungen zu schaffen oder bestehende zu verändern. So wie wir den Muskel nur aufrechterhalten, wenn wir ihn nutzen, so ist es auch mit den Nervenzellen und den Verbindungen. Nur wenn wir sie nutzen, werden sie uns auch erhalten bleiben.

Nun ist es uns nicht möglich, unser Gehirn nicht zu nutzen. Dennoch spielt es eine Rolle, ob und in welchem Maße wir uns herausfordern und mit unserem Körper und Geist weiterlernen. Die gute Nachricht ist: Unser Gehirn kann lebenslang lernen und unsere Fähigkeit, zu lernen, wird mit zunehmendem Alter nicht notwendigerweise schlechter. Wir müssen allerdings unser Gehirn stets neu herausfordern, um es gemeinsam mit unserem Körper fit zu halten. Auch das Bild, das wir von unserem eigenen Körper haben, wird sich im Laufe des Lebens verändern. Durch regelmäßige Yogapraxis können wir es erweitern und anpassen, indem wir lernen, unseren Körper genauer zu spüren und gezielter zu bewegen. Vielmehr scheinen viele chronische körperliche Leiden wie Haltungsschäden und Rückenschmerzen und mentale Leiden wie Essstörungen oder Depression mit unzureichender körperlicher Aktivität sowie mangelnder Innenwahrnehmung zusammenzuhängen. In der Asana-Praxis decken wir sowohl den Aspekt der körperlichen Betätigung als auch der Innenwahrnehmung ab.

Die Art und Weise der Asana-Praxis ist zwar zwischen den verschiedenen Yogastilen unterschiedlich. Dennoch werden in den meisten Yogarichtungen Modifikationen der Yogahaltungen angeboten und es gibt vielfältige Optionen für die Abwandlung der Reihenfolge und Sequenzen. Die Möglichkeiten, sich ständig herauszufordern, sind immens. Zur Übersicht dienen die folgenden Vorschläge für deine Übungspraxis.

Ideen zur Abwandlung der Yogapraxis

Wie können wir unsere Anpassungsfähigkeit auf der Yogamatte üben? Es gibt zahlreiche Möglichkeiten, die eigene Praxis zu variieren. An dieser Stelle möchte ich nur einige Anregungen geben. Sicherlich fallen dir noch mehr Möglichkeiten ein.

Beispiele für Änderung von Umgebung und Bewegungsrichtung:

- Nutze alle Bewegungsrichtungen aus: Stehst du immer nach vorne ausgerichtet auf deiner Yogamatte? Baue auch Seitwärtsbewegungen ein oder verlasse einfach mal deine Yogamatte.
- Wechsele ab und zu die Richtung auf der Yogamatte: Meistens legen wir die Yogamatte nicht nur in einer bestimmten Richtung in das gleiche Zimmer oder suchen uns den gleichen Platz in einem Yogastudio, sondern wir üben oft in eine Richtung schauend. Wechsel doch mal während der Übungen die Ausrichtung, drehe dich in deinem Flow, sodass du mal nach Norden und mal nach Süden schaust.
- Den »Raum« wechseln: Manchmal inspiriert uns ein anderer Raum und eine andere Atmosphäre, andere Dinge zu tun, die Perspektive zu wechseln und aus festgefahrenen Mustern herauszukommen. Auch und besonders die Yogapraxis an der frischen Luft kann neue Inspiration bringen.

Beispiele für Änderung des Fokus deiner Asana-Praxis:

- Fokus auf ein bestimmtes Körperteil: Füße, Hände, Schultern, Hüfte et cetera.
- Fokus auf die Atmung: Hast du schon mal versucht, einen regelmäßigen Atemrhythmus in deiner Yogapraxis beizubehalten? Das hilft dir nicht nur, die Aufmerksamkeit ganz bei dir zu halten, sondern hat auch einen beruhigenden Effekt. Versuche mal, konsequent einatmend und ausatmend jeweils von 1 bis 4 zu zählen (in einer für dich angenehmen Geschwindigkeit).
- Fokus auf Übergänge zwischen den Haltungen: Oft achten wir genau auf die Ausrichtung in den spezifischen Asanas. Bringe deine Aufmerksamkeit darauf, wie du von einer Yogahaltung in die nächste kommst.
- Variiere das Tempo: Übst du immer sehr langsam, dann probiere doch mal aus, springende Bewegungen in deinen Flow einzubauen. Gehst du eher schnell durch die Übungen, dann versuche, so langsam von einer Haltung in die nächste zu gehen, wie du kannst.

Beispiele, um dich kognitiv herauszufordern:

- Blindfold Yoga und Balance: Wenn du noch nie eine Yogastunde mit verbundenen Augen gemacht hast, dann ist allein das eine neue Erfahrung (siehe Seite 65). Bist du schon etwas geübter, kannst du mit deiner Balance spielen und vielleicht in einer stehenden Haltung auf die Zehenspitzen kommen oder die Baum-Haltung oder Armbalancen ausprobieren, sofern sie Teil deiner regulären Praxis sind.
- Probiere neue Haltungen und Bewegungsabfolgen: Es gibt so viele Yogahaltungen und Modifikationen dieser Haltungen, dass uns das Material zum Ausprobieren gar nicht ausgehen kann. Übst du gern die gleichen Sequenzen? Dann variiere auch hier. Unsere Kreativität wird oft dann angeregt, wenn wir von den unzähligen Optionen den Lösungsraum einschränken: Wähle drei oder fünf Haltungen nach dem Zufallsprinzip aus und schau, wie viele Möglichkeiten du findest, sie zu verbinden.
- Koordination des Körpers: Übe, deine Hüfte zu bewegen, ohne eine Bewegung des Beckens zu erzeugen. Ein Beispiel hierfür ist, im Liegen, im Herabschauenden Hund oder auch in einer stehenden Balancehaltung deine Hüfte nach innen und nach außen zu rotieren (das heißt, der Oberschenkelknochen bewegt sich, nicht das Becken). Eine etwas herausforderndere Übung ist, zwischen einer Halbmond-Haltung (siehe Bilder nächste Seite) und einer Krieger-3-Haltung zu wechseln: Diesen Wechsel erzeugst du durch Bewegungen im Hüftgelenk. Ich empfehle hierfür, zunächst die Hände auf Blöcken abzustützen, sodass du den Oberkörper stabil hältst. Dein Standbein kann gerne etwas gebeugt sein.

1. Das Becken ist in der Krieger-3-Haltung parallel zum Boden ausgerichtet und dein oberes Bein streckst du in Verlängerung zum Oberkörper nach hinten. Die Zehen zeigen zum Boden.
2. Für den Wechsel in die Halbmond-Ausrichtung bringst du die Hüften übereinander. Dein Becken steht parallel zur Wand. Deine Zehen zeigen automatisch ebenso zur Seite.
3. Achte darauf, dass du die Spannung in deiner Körpermitte entlang deines oberen gestreckten Beins aktiv hältst.
4. Bist du geübter, kannst du diesen Wechsel zwischen den Positionen ohne Fixierung der Hände üben und für die Halbmond-Position auch die Schultern übereinander bringen. Dein ganzer Körper ist dann zur Seite ausgerichtet.

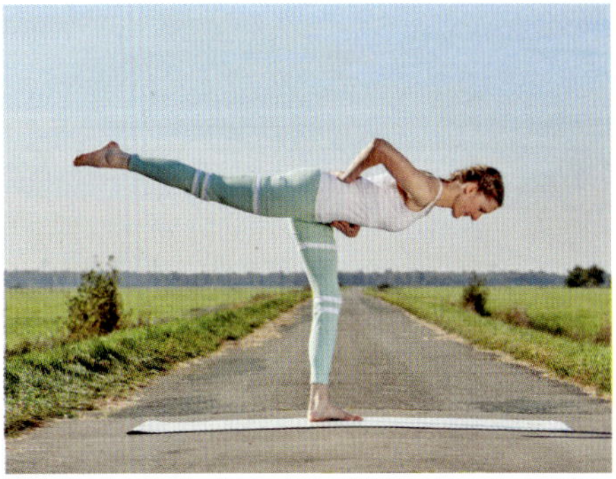 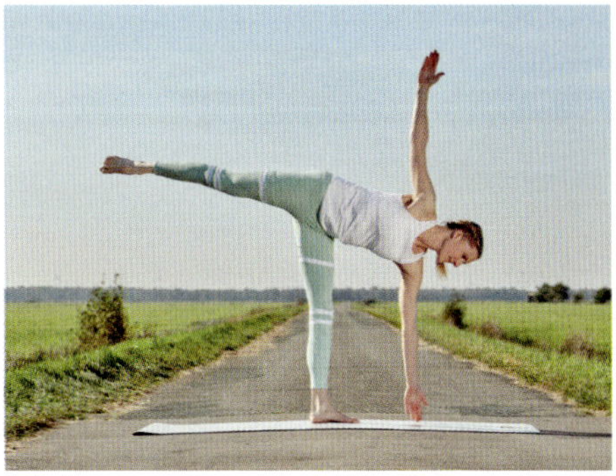

- Baue asymmetrische Bewegungen in die Haltungen ein: Die Bewegungen der rechten und linken Körperhälfte sind stark gekoppelt. Versuche, diese Bewegungen zu entkoppeln und beide Seiten bewusst unterschiedlich zu beanspruchen. Ein Beispiel wäre eine unterschiedliche Bewegung beider Handgelenke im Liegen, Sitzen oder Stehen: Kannst du in dem rechten Handgelenk kreisende Bewegungen machen und in dem linken Handgelenk die ausgestreckte Hand nach oben und unten klappen?
- Wechsle die Perspektive wortwörtlich mit Umkehrhaltungen: Umkehrhaltungen sind im Yoga jene Haltungen, bei denen der Kopf unterhalb des Herzens ist, wie die Vorbeuge und der Herabschauende Hund. Aber hast du schon mal versucht, dein Körpergewicht auf deinen Händen und Schultern zu halten? Diese Art der Umkehrhaltungen fordern uns nicht nur physisch heraus: Bis man lernt, die Angst dabei zu vergessen, vergehen viele Übungseinheiten. Und den Körper zu steuern, wenn alles verkehrt herum zu sein scheint, ist weniger trivial, als es aussieht. Es lohnt sich in jedem Fall, denn wenn dein Homunkulus Kopf steht, wird sich in deinem Gehirn auf jeden Fall etwas bewegen. Die Übung mit der Wand kann dir helfen, zunächst die Kraft für den Handstand aufzubauen:

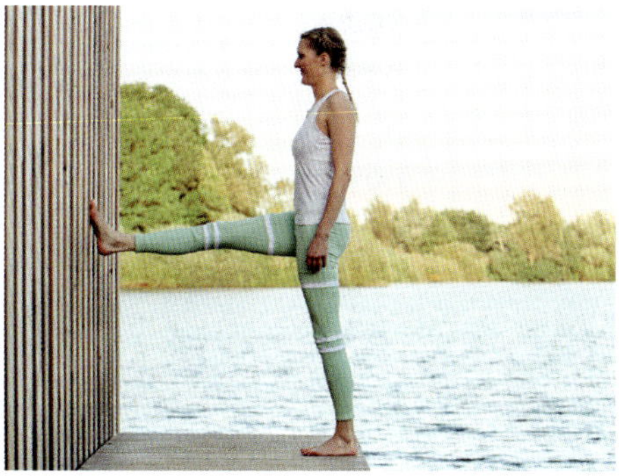

1. Es ist sinnvoll, zunächst den richtigen Abstand zur Wand abzumessen. Stelle dich dafür vor die Wand, strecke dein Bein auf Hüfthöhe aus, sodass dein Fuß flach an der Wand liegt. Merke dir den Punkt, an dem dein Fuß auf dem Boden steht, denn genau hier setzt du im zweiten Schritt deine Hände auf.

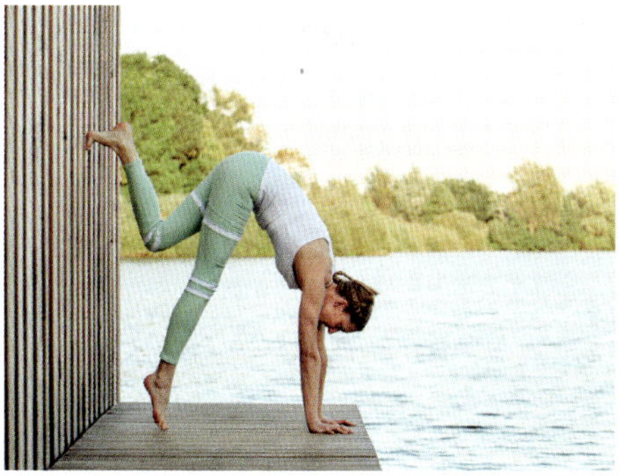

2. Beginne im Herabschauenden Hund: Die Fersen sind direkt vor der Wand platziert, die Hände auf dem Boden.
Setze einen Fuß auf Hüfthöhe an die Wand – aus dieser Haltung heraus kannst du das visuell gut kontrollieren.

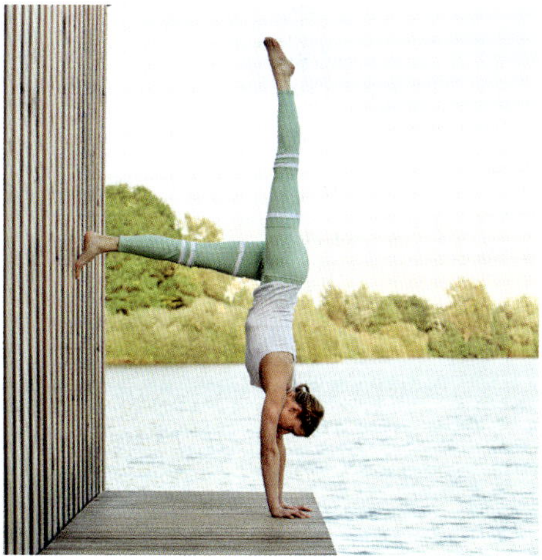

3. Drücke mit den Händen in den Boden, als würdest du den Boden nach unten wegstemmen wollen. Drücke mit dem Fuß gegen die Wand und bringe dabei das andere Bein nach oben in Verlängerung deines Oberkörpers.
Bleibe hier für einige Atemzüge. Achte darauf, die Schultern zu den Ohren zu schieben, als würdest du den Boden wegschieben wollen. Nutze deine Bauchmuskeln, um die unteren Rippen integriert zu halten, und bringe Spannung in dein Gesäß und dein ausgestrecktes Bein.

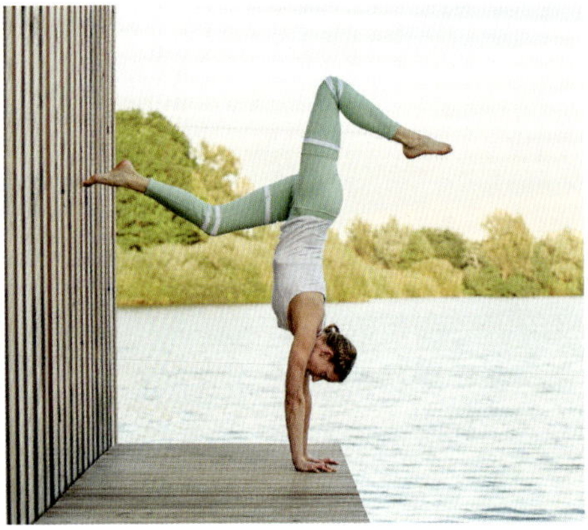

4. Wenn du dich wohlfühlst in dieser Haltung und du bereits sicher bist im Herausfallen aus dem Handstand oder du jemanden hast, der dich im Zweifelsfall halten kann, kannst du beginnen, mit deiner Balance und Beinhaltung zu spielen. Eine Möglichkeit ist zum Beispiel, deine Knie zu beugen und zu spüren, wie du durch das Verlagern des Gewichts die Balance auf den Händen findest.

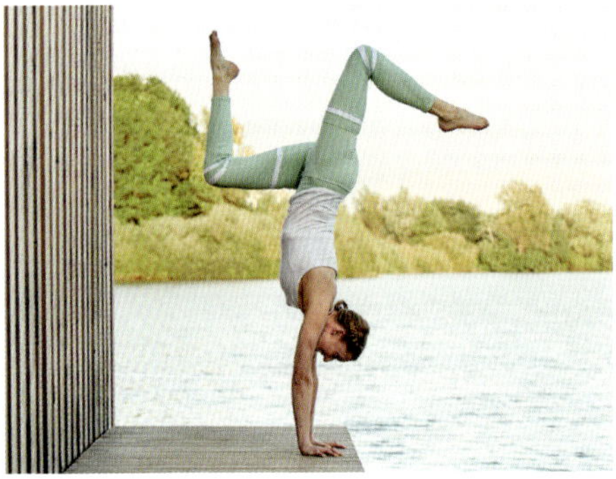

5. Aus der Haltung kommst du wieder heraus, indem du die Füße wieder zur Wand und dann zum Boden bringst. Alternativ kannst du dich auch wie ein Radschlag zur Seite von der Wand wegdrehen.

Yoga schafft Verbundenheit

Wenn wir unseren Körper bewegen, ändern wir damit auch seine sensorischen Eingangssignale. Ob es die Augen sind, die wir bewegen, ob wir den Ort wechseln, indem wir uns fortbewegen oder uns auf den Kopf stellen – wir ändern im wahrsten Sinne des Wortes unsere Perspektive. Jede Art der Bewegung stimuliert das Gehirn von Neuem. Sobald wir unseren Körper aktivieren und unsere Aufmerksamkeit auf ihn richten, bestätigen oder ändern wir unser Körperbild. Hierin liegt das Bewusstsein, dass dieser Körper zu uns gehört und dass er es ist, der uns handlungsfähig macht.

Auf diese Weise hilft uns die Yogapraxis, uns mit dem eigenen Körper verbundener zu fühlen. Und wenn wir uns selbst als handelnden Menschen wahrnehmen, verinnerlichen wir, eine aktive Rolle im Leben zu spielen. Denn zu realisieren, dass wir selbst etwas bewirken können, lässt uns verstehen, dass wir für unser eigenes Leben selbst verantwortlich sind. Verantwortung zu tragen und diese anzunehmen, stärkt uns, vermittelt aber auf der anderen Seite auch Respekt und Dankbarkeit gegenüber dem eigenen Leben.

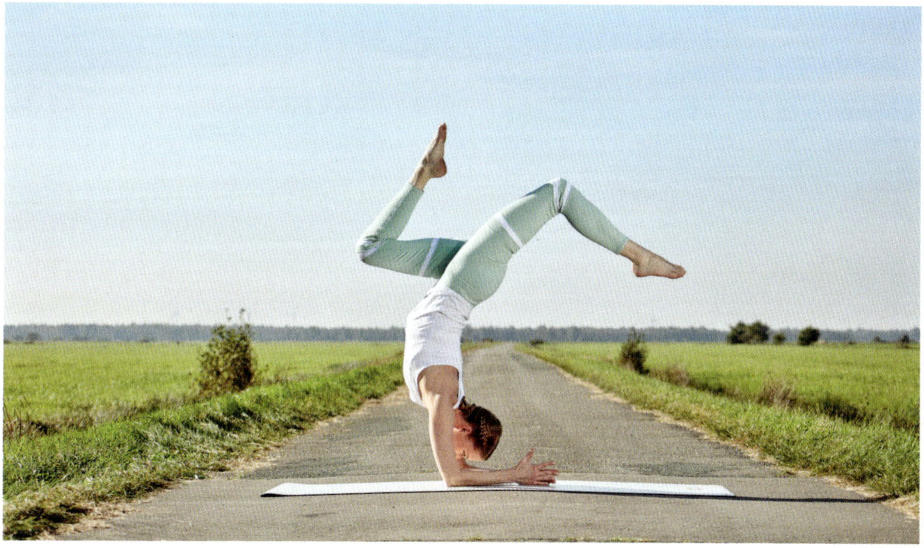

Achtsamkeit, Atmung und Meditation

In unserem Alltag hetzen wir oft von einer Aktivität in die nächste. Beim Frühstück bereiten wir uns gedanklich schon auf berufliche Termine am Vormittag vor. Auf dem Weg zur Arbeit mit öffentlichen Verkehrsmitteln lesen und beantworten wir Nachrichten. Und abends beschäftigen wir uns mit dem Smartphone, während wir einen Film sehen. Wer kennt solche Abläufe nicht in dieser oder ähnlicher Form?

Angesichts der Menge an Informationen, die uns permanent zur Verfügung steht, und dem sich damit aufdrängenden Gefühl der Beschleunigung ist es nicht erstaunlich, dass wir uns immer häufiger Entschleunigung und Abgrenzung wünschen. Es ist manchmal schwer zu glauben, allein durch den mentalen Fokus diese Entschleunigung schaffen zu können. Doch führen wir uns vor Augen, was in uns das Gefühl des Getriebenseins und der daraus resultierenden Überforderung hervorruft: Es sind der Versuch des ständigen Multitaskings und die permanente Abkehr vom Jetzt – hin zu Problemen aus der Vergangenheit oder Ängsten und Sorgen, die sich auf die Zukunft beziehen.

Wie oft lassen wir lediglich die Wahrnehmung des »Jetzt« auf uns wirken? Unser Gehirn ist auf diese Weise permanent – und sei es unterschwellig – mit einer Vielzahl von zu verarbeitenden Eindrücken und Anforderungen befasst. Geleitet wird es dabei durch den Urinstinkt, unterschwellige potenzielle Gefahrenmomente je nach Dringlichkeit auf die Ebene des Bewusstseins zu heben. Unsere permanente Reizüberflutung wird damit zu einer wesentlichen Ursache für Störungen, die sich durch Ängste und ihre Folgen zeigen, wie beispielsweise eine Panikstörung oder Überlastungsdepression.

Achtsamkeit

Zukunft und Vergangenheit existieren vor allem in unserem Kopf. Das Bewusstsein stets aufs Neue auf das Jetzt zu richten, bedeutet, Achtsamkeit in den Alltag zu integrieren. Natürlich ist das Planen von Aufgaben eine Notwendigkeit, die niemand ignorieren kann. Aber wir brauchen immer wieder eine kurze Auszeit aus dem Alltag, um innezuhalten. Bewusst die Eingangssignale unserer Sinne wahrzunehmen, fokussiert auf das Hier und Jetzt. Dies erfordert zunächst Mühe, da wir unsere Aufmerksamkeit kontrollieren müssen. Wie alles andere ist das aktive Fokussieren auch Übungssache.

Über das eigene Denken nachdenken

Ein weiterer Aspekt der Achtsamkeit liegt in der Befreiung von ungewollt eingeübten Reaktionsmustern. Das Innehalten ermöglicht uns, Gedanken und Emotionen zu reflektieren. Ich meine nicht das unfruchtbare Wiederkäuen der eigenen Gedanken und Eindrücke, sondern das Annehmen und Betrachten des eigenen Verhaltens und der Gedanken aus einer veränderten Perspektive. Diese Form der Reflexion nennen wir auch *Metakognition* – dies beschreibt die menschliche Fähigkeit, über unser eigenes Denken nachzudenken.

Studien zeigen, dass Metakognition vor allem im präfrontalen Kortex und in der Inselrinde sowie in Teilen des parietalen und temporalen Kortex stattfindet. Dies ist nicht erstaunlich, da es bei der Metakognition um Aufmerksamkeitslenkung und Verfeinerung der Innenwahrnehmung geht. Im Gegensatz zum schieren Wiederkäuen nehmen wir in der Achtsamkeitspraxis die Gedanken oder Emotionen wahr, erfassen sie, aber lassen sie auch wieder los. Dieses bewusste Wahrnehmen der eigenen Gedanken und des eigenen Verhaltens eröffnet uns die Möglichkeit, uns selbst besser zu verstehen, eingefahrene Verhaltensmuster zu erkennen und sie gegebenenfalls zu ändern und anzupassen.

Bewusstsein und Akzeptanz einer Situation sind Voraussetzungen für die Fähigkeit zur Anpassung. Ein nächster Schritt ist unser Selbstverständnis als handlungsfähigem Menschen. Dabei geht es nicht nur um die Erkenntnis unserer Wirkmächtigkeit nach außen: Wir sind mit der zutiefst menschlichen Fähigkeit ausgestattet, durch den Körper und die Gedanken unser Handeln und unser Gemüt beeinflussen zu können.

Mentale Muster und die Kraft der Gedanken

Es gibt viele Gründe, ab und an innezuhalten und sich darin zu üben, Gedanken und Wahrnehmungen zu reflektieren. So spiegelt unsere Wahrnehmung eben nicht die »Wahrheit« oder Realität im physikalischen Sinne wider. Zum einen nutzt unser Gehirn unsere Erfahrungen und macht auf dieser Basis Vorhersagen, die unsere Wahrnehmung modifizieren. Diese Erwartungen beeinflussen die Aufmerksamkeitslenkung und bestimmen, wohin wir den Blick richten und was wir spüren. Zum anderen werden alle Sinneseindrücke interpretiert, ehe wir sie bewusst wahrnehmen.

Ein gutes Beispiel, um das zu verdeutlichen, ist die Mond-Illusion. Wenn der Mond nah am Horizont ist und direkt über den Häusern steht, nehmen wir ihn als besonders groß wahr. Sobald er höher in den Himmel steigt, erscheint er kleiner. Obwohl wir also wissen, dass der Mond seine Größe nicht ändern kann, nehmen wir ihn unterschiedlich wahr. Es gibt viele Hypothesen, die diesen Effekt zu erklären versuchen. Eine solche ist die Illusion der relativen Größe. Sie beschreibt den Einfluss optisch benachbarter Objekte auf die Wahrnehmung von Größenverhältnissen. Veranschaulicht werden kann sie durch die sogenannte Ebbinghaus-Illusion. Das Gehirn vergleicht die Größe eines Objektes mit Objekten in der unmittelbaren Umgebung, ohne dass wir in diese Wahrnehmung eingreifen können, selbst wenn wir uns dieser Täuschung bewusst sind.

Die Ebbinghaus-Illusion (siehe folgende Abbildung) veranschaulicht, dass zwei Objekte gleicher Größe unterschiedlich groß wirken, je nachdem, welche Objekte sich in der unmittelbaren Umgebung befinden:

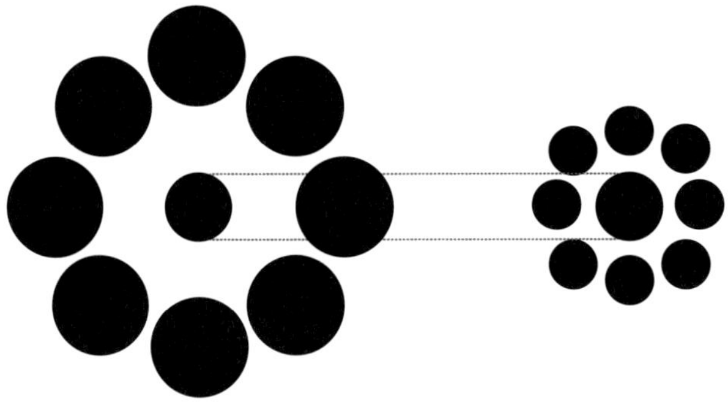

Nicht nur unsere Wahrnehmung, sondern auch unsere Verhaltensmuster unterliegen solchen unterbewusst ablaufenden Modifikationen. Diese Eigenschaft unseres Gehirns kann hilfreich sein, uns im Alltag auf das Wesentliche zu fokussieren. Je mehr Reize jedoch auf uns einwirken, desto mehr »Realität« wird ausgeblendet, interpretiert und potenziell verzerrt bis hin zu einem negativen Endresultat. Das kann dazu führen, dass wir wichtige Signale übersehen, ob im Straßenverkehr, in der Kommunikation mit unseren Mitmenschen oder von unserem eigenen Körper. Wenn wir mehr Achtsamkeit in unseren Alltag bringen und unser eigenes Verhalten reflektieren, kann es uns gelingen, unsere eigenen Interpretationsmodelle und Verhaltensmuster kennenzulernen.

Achtsamkeit können wir üben, indem wir unser Bewusstsein auf den jetzigen Moment bringen. Dafür gibt es zahlreiche Techniken, die wir sowohl im Alltag anwenden können als auch auf der Yogamatte. Dabei können wir entweder unsere Aufmerksamkeit auf einen externen Reiz richten und uns auf unsere Wahrnehmungsorgane wie das Sehen oder Hören fokussieren. Oder wir richten unsere Aufmerksamkeit nach innen und üben uns in der Interozeption. Dabei können wir unseren eigenen Atem beobachten oder unseren Körper bewusst mithilfe der Bodyscan-Methode (siehe die nächsten Übungen) wahrnehmen. Solche Achtsamkeitsmethoden nutzen unsere Innen- und Außenwahrnehmung als Mittel, unser Denken auf die Gegenwart auszurichten. Diese Achtsamkeitsmethoden beziehen sich auf das sechste Glied der beschriebenen Yogaglieder von Patanjali, Dharana, die Konzentration (siehe Seite 51). Mittels dieser Achtsamkeitsmethoden üben wir uns darin, uns zu konzentrieren und unsere Aufmerksamkeit auf ein Objekt zu richten.

Übungsideen für einen Moment der Achtsamkeit

Viele Techniken dienen zur bewussten, wertungsfreien Fokussierung auf das Jetzt. Hier seien drei einfache Techniken genannt, die sich unabhängig davon eignen, wo wir uns gerade befinden:

1. **Fokus auf die visuelle Wahrnehmung:** Im Alltag schauen wir uns selten Objekte richtig an. Oft geht es darum, Dinge zu erkennen und zu wissen: Die Wasserflasche steht auf dem Tisch. Aber hast du dir die Wasserflasche schon einmal genau angeschaut? Das klingt trivial, aber wenn wir unsere Aufmerksamkeit auf einem Objekt ruhen lassen und dies in aller Ausführlichkeit betrachten, entdecken wir nicht nur häufig interessante Dinge, sondern es wirkt auch entschleunigend. Diese Übung eignet sich genauso wunderbar, um sie in der Natur durchzuführen.
2. **Bodyscan:** In der Bodyscan-Methode wandert man mit seiner Aufmerksamkeit Stück für Stück durch seinen Körper. Dabei nimmt man bewusst die einzelnen Körperteile wahr. Wie wir gelernt haben, aktivieren wir damit den somatosensorischen Homunkulus Stück für Stück. Je feiner wir unseren Fokus auf spezifische Körperteile ausrichten, desto differenzierter ist die Aktivierung derselben. Die Aufmerksamkeitslenkung über den ganzen Körper hinweg wirkt also wie eine Art sensorische Stimulation. Diese Technik hilft uns auch, den Status unserer Anspannung im Körper bewusst wahrzunehmen, um die Muskeln dann bewusst entspannen zu können.

   Um den Bodyscan durchzuführen, kannst du sitzen oder liegen. Schließe die Augen und lenke deine Wahrnehmung auf die folgenden Körperteile:
   a. Beginne mit den Füßen: die einzelnen Zehen, Fußrücken, Fußsohle, Ferse, Fußgelenk
   b. Beine: Unterschenkel, Knie, Oberschenkel
   c. Hüfte, Gesäß
   d. Bauch
   e. unterer Rücken, mittlerer Rücken, oberer Rücken
   f. Brust
   g. Schultern
   h. Arme: Oberarme, Ellenbogen, Unterarme
   i. Hände: Handgelenke, Handflächen, Handrücken, die einzelnen Finger
   j. Nacken
   k. Kopf: Stirn, Augenbrauen, Augen, Nase, Mund, Wangen, Ohren, Kiefer
   l. Nimm abschließend noch mal deinen gesamten Körper als Ganzes wahr.

3. **Atem:** Unser Atem ist immer da. In jedem Moment haben wir die Möglichkeit, unsere Aufmerksamkeit bewusst auf die Atmung zu lenken und diese wahrzunehmen. Wie ist der Atemrhythmus? Wo im Körper können wir die Atembewegungen spüren? Können wir den Luftzug durch die Nase wahrnehmen? Es gibt viele Details über unseren Atem zu erkunden. Die Aufmerksamkeit auf den Atem zu bringen und diesen achtsam zu beobachten, lässt uns nicht nur auf den jetzigen Moment fokussieren, sondern trainiert, so wie der Bodyscan, unsere Interozeption.

Achtsamkeit kann im Alltag eher als eine spezielle Form des Daseins denn als Technik begriffen werden. Wir versuchen, über eine gewisse Zeit hinweg wach und achtsam im gegenwärtigen Augenblick zu bleiben. Dabei sind wir uns unserer Wahrnehmungen, Empfindungen und mentalen Vorgänge so weit wie möglich bewusst. Auch während der Asana-Praxis üben wir uns in Achtsamkeit, indem wir bewusst und aufmerksam auf den Atem und die körperlichen Empfindungen achten.

Das Wissen über die Wechselwirkungen nutzen

Wir lernten bereits, dass es starke Wechselwirkungen zwischen unserer Körperhaltung, der eigenen Denkweise und den Emotionen gibt. Innezuhalten kann uns helfen, uns dessen bewusst zu werden. Dazu gehört zunächst das Wahrnehmen des aktuellen Zustands – die Prüfung also, wie gerade unsere Körperhaltung ist, wie wir uns fühlen und welche Gedanken uns gerade beeinflussen. Im zweiten Schritt können wir unser Wissen über diese Wechselwirkung gezielt einsetzen. Wir können unsere Füße stabil positionieren, sodass wir den Boden unter uns spüren, uns aufrichten und vielleicht auch das Gefühl erzeugen, mit dem Oberkörper Raum einzunehmen. Mit einer solchen Haltung signalisieren wir unserem Gehirn, dass wir die Kontrolle über die Situation haben. Vor allem in Situationen, in denen wir zur Nervosität neigen oder uns das Selbstvertrauen fehlt, können diese sogenannten Machthaltungen (power poses) hilfreich sein und gezielt eingesetzt werden.

Die Baum-Haltung

Um die V-Arme (V steht für »victory«, also Sieg, und die Arme sind wie der Buchstabe V ausgerichtet) zu üben, kannst du letztendlich jegliche Yogahaltungen nutzen, in denen die Arme frei sind: verschiedene sitzende Haltungen wie Dandasana, die Stabhaltung, oder stehende Haltungen wie Tadasana, die Berghaltung, oder der Krieger 1. In diesem Beispiel habe ich eine Balancehaltung ausgewählt: den Baum.

1. Starte im aufrechten Stand. Prüfe, dass dein Becken aufgerichtet ist und du eine gewisse Grundspannung im Gesäß und im Bauch hast.
2. Verlagere das Gewicht auf dein linkes Bein. Das Knie kann minimal gebeugt sein, sodass du die Aktivität im linken Bein spürst.
3. Hebe dein rechtes Knie kontrolliert nach oben und bringe die Fußsohle an die Innenseite deines linken Oberschenkels, an die Wade oder an den Knöchel mit den Zehen am Boden. Beim Platzieren darfst du mit den Händen nachhelfen. Schaffe einen leichten Gegendruck zwischen rechter Ferse und linkem Bein.
4. Strecke deine Arme dann in der V-Haltung nach oben. Achte dabei darauf, dass du aktiv deine unteren Rippen integrierst und deine Körpermitte stark bleibt. Bilde Fäuste mit beiden Händen. Spüre die Wirkung dieser Haltung für einige Atemzüge.
5. Löse die Haltung auf, indem du den Fuß löst und wieder zum Boden führst.

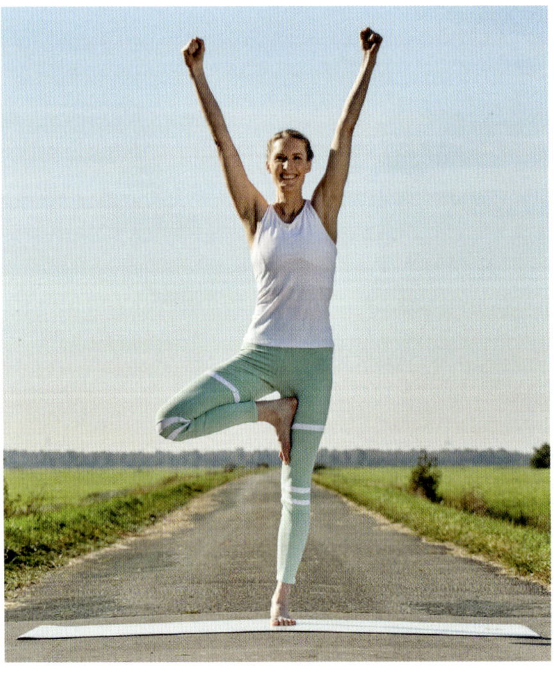

Die eigene Motivation kennenlernen

Unsere Wahrnehmung wird weit mehr durch unsere Gedanken, Motivationen und Einstellungen – durch sogenannte Top-down-Prozesse – beeinflusst, als uns dies bewusst ist. Einige Studien zeigen, dass unsere Wahrnehmung im Zuge dessen auch von unseren Wünschen beeinflusst wird. So wurde zum Beispiel ein 100-Dollar-Geldschein, der im gleichen Abstand zum Probanden wie zum Experimentator auf dem Tisch lag, vom Probanden als näher zu sich selbst als zum Experimentator eingeschätzt. Diese auf Wünschen basierende Fehleinschätzung beeinflusste sogar die Bewegungssteuerung. In einer Folgestudie sollten Probanden mit einem Jonglierball auf eine Gutscheinkarte zielen, die sie gewinnen konnten, wenn sie diese trafen. War der Gutschein nichts wert, trafen sie die Karte. War er 25 Dollar wert, warfen die Probanden im Schnitt 20 Zentimeter zu kurz. Es ist anzunehmen, dass die Probanden nicht nur die Distanz als kürzer einschätzten, als sie tatsächlich war, sondern dass diese Fehleinschätzung auch die motorische Steuerung beeinflusste.

Auch unsere Motivation scheint einen Einfluss auf unsere Wahrnehmung zu haben: In einer weiteren Studie hatten Teilnehmer die Aufgabe, sich selbst mit den Händen auf einem Skateboard sitzend einen Hügel hinaufzuschieben. Dieser Hügel wurde von den Teilnehmern, die angaben, für diese Aufgabe motiviert zu sein, als 22 Prozent weniger steil empfunden als von denjenigen, die weniger motiviert waren. Viele unserer mentalen Prozesse geschehen unbewusst und nahezu automatisiert. Es wird sicherlich nicht möglich sein, uns aller dieser Einflüsse bewusst zu werden, aber wenn wir etwas ändern wollen, ist das Bewusstwerden solcher Abläufe der erste Schritt. Innehalten und Reflektieren sind Möglichkeiten, uns selbst, unsere Gefühle und Motivationen besser zu verstehen.

Unsere Einstellung beeinflusst die Wahrnehmung

Die Tatsache, dass unsere Denkweise einen Einfluss auf unsere mentalen Prozesse hat, können wir gezielt nutzen, um uns selbst zu motivieren oder mental zu stärken. In einer Studie der Forscherin Erika Siegel und ihren Kollegen wurde gezeigt, dass Gesichtsausdrücke als positiver oder auch negativer wahrgenommen wurden, als sie tatsächlich waren, wenn die Probanden zuvor affektiv beeinflusst worden waren. Die Forscher nutzten eine Technik, die es erlaubte, den Probanden Bilder zu präsentieren, ohne dass sie in ihr Bewusstsein gelangten. Es ist allerdings allgemein bekannt, dass das Gehirn solche Bilder dennoch verarbeitet. Wenn also unterbewusst ein lächelndes Gesicht präsentiert wurde, so veränderte dies die Bewertung des bewusst präsentierten Gesichtsausdrucks zum Positiven. Ebenso funktionierte die Beeinflussung in die negative Richtung.

Dass eine mentale Beeinflussung sich nicht nur auf unsere Wahrnehmung des Äußeren, sondern auch auf die unseres Körpers auswirkt, ist schon lange Zeit bekannt. Der Placeboeffekt, bei dem wir eine positive Veränderung des Gesundheitszustandes aufgrund eines Scheinmedikamentes beobachten, zeigt, dass der Glaube, ein Mittel wirke, eine tatsächliche Wirkung erzeugen kann. Wir denken auch zurück an die bereits berichtete Studie, die zeigte, dass sich die Leistung von Sportlern verbesserte, wenn sie vor der Übung positive Sätze hörten, die sie mit einem Kopfnicken bejahten (siehe Seite 104). Die eigene Einstellung kann also allein durch sogenannte Affirmationen (positive Sätze, die wir uns selbst mental aufsagen) beeinflusst werden. Unsere Einstellung wiederum wirkt sich auf unseren Körper und auf unser Handeln aus. Es scheint also so zu sein, dass wir uns durch die Anwendung von Affirmationen in der Yogapraxis und im Alltag mental stärken können.

Ideen für die Nutzung von Affirmationen

Beginnen wir mit einem kleinen Selbsttest: Als Bewegung wählen wir wie zuvor schon einmal eine Rotation der Brustwirbelsäule (siehe Seite 88).

1. Stelle dich in aufrechter Körperhaltung in stabilem Stand hin. Fixiere dein Becken, sodass es nach vorne ausgerichtet ist. Strecke die Arme vor dir aus, verschränke die Hände, nur die Zeigefinger zeigen geradeaus.
2. Atme ein.
3. Mit der Ausatmung drehe deinen Oberkörper so weit du kannst nach rechts. Dein Becken bleibt stabil nach vorne ausgerichtet.
4. Blicke in Verlängerung deiner Zeigefinger und merke dir diesen Punkt als Referenz.
5. Komm wieder zurück in die Ausgangsposition und lasse die Arme sinken.

Bevor wir den Ablauf wiederholen, machen wir eine andere kurze Übung.

Atme dafür 5- bis 10-mal tief und entspannt ein und aus und wiederhole jeweils beim Ein- und beim Ausatmen innerlich folgende Sätze:

Einatmen: Mein Körper ist entspannt.
Ausatmen: Meine Wirbelsäule ist geschmeidig.

Dann wiederholst du die Rotationsbewegung. Konntest du dich tiefer in die Rotation drehen als vorher?

Zur Kontrolle kannst du folgende ergänzende Übung ausführen: Der Ablauf ist wie vorher, nur dass du dieses Mal nicht die Affirmationen aufsagst.

Stattdessen konzentrierst du dich für 5 bis 10 Atemzüge nur auf deine Atmung und den Punkt zwischen deinen Augenbrauen, das sogenannte Dritte Auge.

Wie verhielt sich nun der Umfang der Drehbewegung?

Bei den meisten Menschen hat das mentale Rezitieren der Affirmation den Effekt, den maximalen Umfang der Rotation zu erweitern. Es ist dabei allerdings wichtig, dass die ausgewählte Affirmation für den Ausführenden glaubhaft ist.

Affirmationen sind vielfältig nutzbar. Wichtig ist dabei, dass sie nicht allzu lang und daher gut merkbar sind. Sie sollten im Präsens und aktiv formuliert sein, also nicht »Mein Körper soll entspannt sein« oder »Ich möchte, dass mein Körper sich entspannt«, sondern: »Mein Körper ist entspannt.« Und natürlich sollte dieser Satz etwas Positives ausdrücken und bedeutsam für dich selbst sein. Affirmationen können dann in jeglichem

Kontext verwendet werden und uns abhängig von der Situation unterstützen, unsere Ziele zu erreichen, wie »Ich bin geduldig«, »Ich fühle mich sicher« oder zum Einschlafen »Ich bin müde und entspannt«. Als Affirmation könntest du auch ein Sanskrit-Mantra auswählen, sofern dieses Mantra eine Bedeutung für dich hat.

Die Wirkung von Stress

Wie wir zuvor gelernt haben, brauchen wir einen Stressor, wenn wir lernen oder etwas verändern wollen. Dies bedeutet, dass wir für Änderungen, die aus unserer eigenen Motivation entstanden sind, eine Art Störgefühl benötigen. Es motiviert uns, das zuvor erlernte Gleichgewicht wiederherzustellen, und erlaubt uns Hinweise darauf, was sich ändern soll. Stress kann also anregend und stimulierend sein. Aufmerksamkeit und Leistungsfähigkeit können durch ihn gefördert werden. Wir sprechen bei sich positiv auswirkendem Stress von Eustress im Gegensatz zum sich kontraproduktiv auswirkenden Disstress. Stressempfindung ist subjektiv – was Stress negativ werden lässt, ist der Grad der Intensität, in dem er empfunden wird. Meist messen wir dem Begriff eher eine negative Konnotation bei.

Wenn Stressoren erkannt werden, kommt es zur Ausschüttung von Hormonen wie Cortisol, Adrenalin und Noradrenalin. Diese haben einen Einfluss auf den gesamten Körper und auch auf das Gehirn: Sie erhöhen zum Beispiel den Muskeltonus, reduzieren die Schmerzempfindlichkeit, verlangsamen die Verdauung und erhöhen den Blutdruck. Sie ermöglichen auf diese Weise unsere »Fight or flight«-Reaktion. Im Gehirn wirkt sich Stress vor allem auf Strukturen aus, die wie Amygdala und Hippocampus mit der Verarbeitung angstbezogener Erinnerungen assoziiert sind. Außerdem sind Stressreaktionen im präfrontalen Kortex zu beobachten, der in diesem Zusammenhang wichtig für selbstreguliertes Verhalten ist.

Für längere Zeit andauernder Stress kann viele negative Konsequenzen haben. Wir empfinden ihn zumeist als körperliche und mentale Anspannung. Unsere Leistungsfähigkeit wird vermindert und die Schlafqualität nimmt kontinuierlich ab. Diese Symptome können ihrerseits zu einem Stressgefühl führen oder es verschlimmern. Wird Stress zu einem Dauerphänomen, spüren wir Erschöpfung und es kann zu weiteren gesundheitlichen Folgen kommen wie psychosomatischen Beschwerden, Depression und Angststörungen. Umso wichtiger ist es, Stressreaktionen frühzeitig zu erkennen und bei anhaltender Belastung gegenzusteuern.

Stress durch das Gefühl von Fremdbestimmung

Das subjektive Stressempfinden kann mit einem Gefühl der Hilflosigkeit verbunden sein. Wir fühlen uns dann hilflos, wenn wir das Gefühl haben, über eine Situation oder auch über unser Leben nicht die Kontrolle zu haben. In Experimenten mit Ratten und anderen Tieren wurde festgestellt, dass die Tiere vor allem dann unter Stress litten, wenn sie ihre Situation nicht selbst kontrollieren oder vorhersehbar gestalten konnten. Sobald sie den Mechanismus der negativen Auswirkungen verstanden und den Zeitpunkt des stressverursachenden Reizes selbst bestimmen konnten, schienen sie weit besser mit diesen Auswirkungen umgehen zu können, als wenn sie keine Möglichkeit der Kontrolle hatten. Zum anderen wurde beobachtet, dass Tiere, die sich der Hilflosigkeit einmal hingegeben hatten, weit weniger motiviert waren, ihre Situation wieder zu ändern. Dieses Reaktionsmuster wurde auch bei Menschen bestätigt. Unkontrollierbarer Stress kann langfristig zu einer Art erlernter Hilflosigkeit führen, die in der Forschung mit Tieren oftmals als Modell für Depression und Angststörung verwendet wird.

Regelmäßige und freiwillige Bewegung scheint dagegen nicht nur bei Menschen hilfreich gegen Stress zu sein. Auch bei Ratten wurde ein gesundheitsfördernder Effekt nach regelmäßigem Laufband-Training festgestellt. Wenn sie allerdings gezwungen wurden, auf dem Laufband zu laufen, und nicht selbst entscheiden konnten, wann und wie lange sie sich bewegten, hatte das gleiche Training nicht die vorher beobachteten positiven Effekte. Im Gegenteil zeigten die Tiere dann Symptome von Stress.

Schon das Wissen um die Möglichkeit, etwas gegen eine unangenehme Situation unternehmen zu können, lässt uns besser mit dem Stressor umgehen. In der gleichen Weise, wie wir unsere Gedanken im positiven Sinne nutzen können, uns zu motivieren, sind sie wirksam, uns zu demotivieren, wenn sie negativ ausgerichtet sind. Wenn wir also glauben, dass wir selbst nichts an einer Situation ändern können, wirkt dies wie eine sich selbst erfüllende Prophezeiung.

Stress macht empfindlich

Eine der prominentesten Strukturen des Gehirns, die bei der Verarbeitung und Erkennung von Gefahren involviert ist, ist die Amygdala, auch *Mandelkern* genannt. Sie ist Teil des limbischen Systems, das für die emotionale Verarbeitung von Ereignissen verantwortlich ist. Niederländische Forscher um Guillén Fernández zeigten in einer Studie, dass akuter Stress die Aktivität und Sensitivität der Amygdala erhöht. Chronischer Stress hingegen scheint sich auf das Volumen des Mandelkerns auszuwirken und es zu vergrößern. Dies ist vermutlich darauf zurückzuführen, dass die Amygdala unter Stress verstärkt auf jegliche

Art von Reizen reagiert. Unter evolutionären Gesichtspunkten scheint diese Reaktion sinnvoll, denn in akuten Gefahrensituationen ist es wichtiger, alle potenziell gefährlichen Reize wahrzunehmen, auch wenn dies bedeutet, dass gegebenenfalls ein Reiz als bedrohend fehlinterpretiert wird. Wenn dieser Zustand allerdings über längere Zeit anhält und eine höhere Sensitivität gegenüber neutralen Reizen bewirkt, könnte dies erklären, warum es so schwer ist, einen dauerhaften Stresszustand zu durchbrechen. Denn je empfindlicher wir auf Reize reagieren, desto leichter erzeugen sie wiederum eine Stressreaktion.

Es wird vermutet, dass sich die erhöhte Aktivität der Amygdala auf die Aufmerksamkeitslenkung auswirkt und dafür sorgt, dass sich unsere Wahrnehmung eher auf Aspekte fokussiert, die emotionale Reize übermitteln. Chronischer Stress scheint sich zudem auch auf die Flexibilität der Aufmerksamkeitslenkung auszuwirken und diese zu reduzieren. Dies spiegelt sich in einer Volumenreduzierung des präfrontalen Kortex und des Hippocampus wider. Auch die Verbindungen des präfrontalen Kortex zu anderen Arealen scheinen sich durch chronischen Stress zu reduzieren. Allerdings wurde beobachtet, dass sich diese Veränderungen abhängig vom mentalen Zustand wieder zurückbilden können.

Selbstregulation durch Achtsamkeit

Neben anderen Techniken wurden vor allem auch Rückbildungen dieser durch Stress verursachten Effekte durch Achtsamkeitstraining und Meditation beobachtet. Die genauen Wirkmechanismen sind bisher nicht abschließend erforscht. Es wird vermutet, dass sich durch die Achtsamkeitsmeditation das Gefühl der Selbstregulation verbessert. Möglicherweise trägt dies zu einem gestärkten Gefühl der Kontrolle über unsere Gedanken und Gefühle bei. Zum anderen wird durch die Entspannungspraxis das parasympathische Nervensystem angeregt, das der verstärkten sympathischen Aktivität bei chronischem Stress entgegenwirkt. In Studien wurde bestätigt, dass regelmäßige Yogapraxis zu einer erheblichen Reduzierung des Cortisolspiegels führt.

So unterschiedlich Stress subjektiv empfunden wird, so wenig gibt es den einen richtigen Weg, um aus dem Stresskreislauf herauszufinden. Besonders bedeutsam scheint die Wahrnehmung des eigenen Stresszustands und die Wichtigkeit, sich nicht dem Gefühl des Kontrollverlusts hinzugeben. Die Wahrnehmung des Selbst als handelndem Akteur ist zentral. Bewusste positive Gedanken und Entspannungsmethoden unterstützen den Weg aus dem Stresskreislauf.

Atembewusstsein und -training

Jeden Tag machen wir etwa 15 000 bis 25 000 Atemzüge. Durch die Atmung nehmen wir über die Lunge Sauerstoff in unseren Blutkreislauf auf und geben Kohlenstoffdioxid an die Umwelt ab. Sauerstoff ist neben Glukose essenziell für die Energieversorgung des Gehirns. In aufrechter Körperhaltung erfolgt die Einatmung durch aktive Muskelkontraktion. Die Ausatmung hingegen ist vorwiegend passive Entspannung der Muskeln, die nicht zwingend Anstrengung erfordert. Unsere Atmung erfolgt zumeist unbewusst und wird zu einem großen Teil über den Hirnstamm gesteuert.

Der weitreichende Einfluss des Atems

Auch wenn wir uns unserer Atmung oft nicht bewusst sind, hat sie einen großen Einfluss auf unser Wohlbefinden. Unsere Atmung hat vermutlich nicht nur Auswirkungen auf unsere körperliche und geistige Leistungsfähigkeit, sondern auch auf Schmerzwahrnehmung, Stressempfinden, Schlaf, Verdauung, Blutdruck und Immunsystem. Wir können unsere Atmung auch bewusst beeinflussen. Wenn wir an der Qualität unserer Atmung arbeiten wollen, müssen wir zunächst die Aufmerksamkeit auf sie lenken und unser Bewusstsein dort »halten«. Genau dies tun wir im Pranayama. Pranayama ist das vierte der acht Glieder nach Patanjali (siehe Seite 51). *Prana* heißt »Hauch«, »Atem«, »Leben«, »Elan«, »Energie« oder »Stärke«. *Ayama* bedeutet »Streckung«, »Dehnung«, »Ausweitung«, »Regulierung«, »Verlängerung« oder »Kontrolle«. Pranayama ist also die willentliche Regulierung des Atems und wird oft als »Verlängerung von Einatmen, Luftanhalten und Ausatmen« interpretiert.

Das Zwerchfell spielt bei der Steuerung unseres Atems eine zentrale Rolle. Es trennt die Brust- und Bauchhöhle als eine Art Kuppel voneinander. Wenn es sich kontrahiert, flacht es sich ab und senkt sich in Richtung des Beckens. Zum anderen werden die Rippen bei der Einatmung angehoben. Dadurch entsteht in der Brusthöhle und auch in der Lunge ein Unterdruck, der Luft einströmen lässt. Neben dem Zwerchfell sind noch weitere Muskeln bei der Atmung beteiligt, wie der Sägezahnmuskel (Musculus serratus) und die Zwischenrippenmuskeln (Musculi intercostales). Für die Einatmung sind unter anderem die Brustmuskeln wichtig, die helfen, den Brustkorb zu heben. An der Ausatmung sind dagegen speziell die Bauchmuskeln beteiligt, die dabei helfen, das Brustbein (Sternum) und die Rippen abzusenken.

Körperhaltung und Atmung

Es ist daher nicht erstaunlich, dass sich die Körperhaltung auf die Atmung auswirkt. Denn wenn der Oberkörper nicht aufgerichtet ist, kann die Atemmuskulatur nur eingeschränkt arbeiten, auch die Lungen haben weniger Raum, sich auszuweiten. Die Atmung wird folglich flacher. Bei flacher Atmung bewegt sich das Zwerchfell weniger als bei tiefer Atmung und die Ausweitung im Brustkorb ist messbar geringer. Dies wirkt sich nicht nur auf die Sauerstoffaufnahme aus, sondern auch auf die beteiligten Muskeln und das umliegende Fasziengewebe. Eine tiefe Atmung hingegen schafft Bewegung im Bauchraum und unterstützt eine aufrechte Haltung. Dies wiederum signalisiert unserem Gehirn, dass wir uns in entspannter Haltung befinden und dennoch auf mögliche Gefahren vorbereitet sind. Denn aus einer aufrechten Körperhaltung heraus können wir uns schnell fortbewegen. Ist die Atmung hingegen flach und die Körperhaltung zusammengesunken, so assoziiert das Gehirn negative Emotionen wie Angst oder Trauer.

Wenn wir unsere Atmung bewusst beobachten, schulen wir unsere interozeptive Wahrnehmung. Das Besondere an der Atmung ist die anhaltend rhythmische Bewegung. Sie steht für unsere Lebendigkeit. Zudem spiegelt unsere Atemqualität auch den emotionalen Zustand und den vegetativen Erregungszustand wider, sodass wir über das Atembewusstsein immer auch Feedback über unser Wohlbefinden erhalten. Daher hilft die Atembeobachtung, um eine Verbindung zu unserem Körper herzustellen. Diese Wechselwirkung zwischen geistigem Zustand und Atem ist nicht einseitig: Wir können durch die Atmung unseren geistigen Zustand beeinflussen. Hierin liegt die Kraft der unterschiedlichen Übungen des Pranayama.

Es gibt zahlreiche unterschiedliche Atemtechniken, die jeweils spezifische Wirkungen auf unseren Körper und Geist ausüben. Viele Wissenschaftler konzentrierten sich bisher auf die Untersuchung von langsamer und tiefer Atmung. Die langsame Zwerchfellatmung (sechs bis acht Atemzyklen pro Minute) führt zu einer Reduzierung der sympathischen Aktivität sowie zu einer Reduzierung der Schmerzwahrnehmung. Andere Studien nutzten die Wechselatmung, um den Effekt von langsamer und kontrollierter Atmung auf verschiedene Aktivitäten zu untersuchen. Wie der Name beschreibt, wird bei der Wechselatmung abwechselnd durch das linke und rechte Nasenloch geatmet (siehe die nachfolgende Übung auf Seite 165). Dabei fanden sie eine Verbesserung der Leistung bei räumlichen und sprachlichen Aufgaben nach Durchführung der Wechselatmung.

Atemübungen steigern Lerneffekte

Die indischen Forscher Goldy Yadav und Pratik Mutha untersuchten, ob sich die Wechselatmung auf die Verfestigung von gelernten motorischen Übungen im Gedächtnis auswirkt. Probanden übten einen motorischen Ablauf, in dem sie die feine Bewegungssteuerung der Hand verbessern sollten. Nach einer Reihe von Wiederholungen verbesserten sich die Teilnehmer, sodass sie nur noch wenige motorische Fehler machten. Nach dieser Übungsphase übte eine Gruppe für 30 Minuten die Wechselatmung. Die andere Gruppe ruhte sich 30 Minuten aus. Die gelernte motorische Übung wurde im Anschluss wiederholt. Dabei machte die Gruppe, die sich ausgeruht hatte, eine relativ hohe Anzahl von Fehlern. Die Gruppe, die die Wechselatmung geübt hatte, machte reproduzierbar weniger Fehler. Nach 24 Stunden wurde der Test wiederholt. Dabei verbesserten sich beide Gruppen etwas. Die Gruppe, die die Wechselatmung geübt hatte, war jedoch noch immer signifikant besser. Die positiven Lerneffekte traten auch dann auf, wenn die Atemübung mit Verzögerung zur Übungsaufgabe durchgeführt wurde, also nach einer 30-minütigen Pause. Die Ergebnisse lassen vermuten, dass sich die Atemübung günstig auf das motorische Lernen auswirkt.

Auch andere Studien zur Wechselatmung bestätigen die positiven Effekte auf das räumliche und verbale Gedächtnis. Ob diese Wirkungen allerdings speziell durch die Wechselatmung erzielt werden oder durch kontrollierte tiefe Atmung im Allgemeinen, durch das Ruhen mit einem klaren mentalen Fokus (Dharana) oder auch durch die Anregung des Parasympathikus, ist noch ungeklärt. Dennoch zeigen sehr viele Studien, dass beruhigende Atemübungen positive physiologische und mentale Effekte haben, indem sie den Blutdruck senken, den Parasympathikus anregen, das Stressgefühl reduzieren und dabei dennoch die Wachsamkeit steigern und zu mehr Wohlbefinden führen.

Amerikanische Forscher um Alex Burtch fanden heraus, dass kontrolliertes, langsames Atmen mit regelmäßigem Atem-Anhalten die Muskelermüdung nach sportlicher Aktivität reduzieren kann. Allerdings wurde diese Studie mit Schwimmern durchgeführt und eine Verallgemeinerung auf die Asana-Praxis bleibt deshalb spekulativ. Die meisten Forschungsergebnisse zur Auswirkung des Atems auf unseren Körper und Geist sind relativ jung, und oft wurden geringe Gruppengrößen verwendet, die die Aussagekraft einiger Studien verringern. Insbesondere ist mehr Forschung notwendig, um zu verstehen, welche physiologischen Prozesse zu den beobachteten Effekten führen.

Atemübungen mit beruhigenden Effekten

Bei allen Atemübungen gilt, dass der Atem frei fließen soll, zwar kontrolliert, aber ohne Ehrgeiz. Atemübungen sollten immer mit Vorsicht durchgeführt werden. Sobald Luftnot oder Empfindungen wie Schwindel, Kribbeln, Schwitzen oder Unwohlsein entstehen, beende die Übung oder führe sie mit geringerer Intensität fort. Insbesondere die entspannenden Atemübungen können ihren positiven Effekt nur erzielen, wenn die Atemübung ohne Anspannung ausgeführt wird.

Im Folgenden werden drei beruhigende Atemübungen vorgestellt. Wenn du die Übungen ausprobierst, wirst du sicherlich die entspannende Wirkung spüren. Alle drei Atemtechniken, die gleichmäßige langsame Atmung, die Bienenatmung und die Wechselatmung, regen den Parasympathikus an, reduzieren damit das Gefühl von Stress und Angst und steigern das Wohlbefinden. Setze dich dafür aufrecht und bequem hin, sodass du frei und tief atmen kannst. Wenn du magst, schließe dabei die Augen.

1. **Langsame, gleichmäßige und volle Atmung:**

Richte dein Bewusstsein auf die Atmung und habe das Gefühl, den Oberkörper mit der Einatmung gleichmäßig auszudehnen. Der Bauch, die Rippen und der Brustraum dürfen sich dreidimensional ausweiten.
Mit der Ausatmung lasse deinen Körper entspannen, ohne die Aufrichtung der Wirbelsäule zu verlieren.
Eine beliebte Technik ist das Zählen der Atemzüge: Dabei kannst du gleichlang ein- und ausatmen, zum Beispiel auf 6 Zählzeiten einatmen und auf 6 Zählzeiten ausatmen. Du kannst aber auch die Ausatmung etwas länger werden lassen als die Einatmung, also auf 4 Zählzeiten einatmen und auf 8 Zählzeiten ausatmen.
Etwa 6 Atemzyklen pro Minute können als Anhaltspunkt für eine verlangsamte Atmung genutzt werden.

2. **Brahmari – das Bienensummen**

Diese Atmung wirkt beruhigend und fördert die Vertiefung des Atems.
Atme ruhig und voll durch die Nase ein.
Lasse den Atem mit einem Summen wieder aus der Nase ausströmen.
Spüre, wie sich die Vibration, die du durch das Summen erzeugst, in den Resonanzräumen deines Körpers ausbreitet.
Du kannst die Atmung für 6 bis 10 Atemzüge üben, um dir aktive Pausen in deinen Tag einzubauen, oder auch für längere Zeit am Stück.

3. **Nadi Shodhana – die Wechselatmung**

Während dieser Atemübung wird immer nur durch ein Nasenloch geatmet. Es wird vermutet, dass der Atemfluss durch das linke Nasenloch die rechte Gehirnhälfte stimuliert und dass sich das Atmen durch das rechte Nasenloch stimulierend auf die linke Gehirnhälfte auswirkt. Durch die abwechselnde Atmung durch die jeweiligen Nasenlöcher hat die Übung einen ausgleichenden Effekt auf das Nervensystem.
Klappe dafür Zeigefinger und Mittelfinger deiner rechten Hand ein. Den Daumen nutzt du, um dein rechtes Nasenloch zu verschließen. Mit Ringfinger und kleinem Finger drückst du auf dein linkes Nasenloch. Dein Handgelenk liegt etwa mittig vor deinem Mund, ohne dass du deine Schulter oder deine Hand verkrampfst. Die Finger sind so positioniert, dass du bequem die Finger von der Nase lösen und wieder das Nasenloch zuhalten kannst. Wiederhole den folgenden Ablauf für einige Minuten:

a. Atme durch das linke Nasenloch ein, indem du das rechte Nasenloch schließt.
b. Verschließe beide Nasenlöcher und halte den Atem an. Beginne mit 1 Zählzeit, sodass du die Finger auf die Ausatmung einstellen kannst.
c. Atme durch das rechte Nasenloch aus, indem du das linke Nasenloch schließt.
d. Atme durch das rechte Nasenloch ein; halte das linke Nasenloch geschlossen.
e. Verschließe beide Nasenlöcher und halte den Atem an. Beginne mit 1 Zählzeit, sodass du die Finger auf die Ausatmung einstellen kannst.
f. Atme durch das linke Nasenloch aus, indem du das rechte Nasenloch schließt.

Das Anhalten des Atems kann weggelassen werden, wenn du dadurch Atemnot bekommst. Wenn du etwas mehr Übung hast, kannst du die Atempause bis zu 16 Zählzeiten ausdehnen. Ein verbreiteter Atemrhythmus ist 4-16-8 (also auf 4 Zählzeiten einatmen, 16 Zählzeiten den Atem anhalten, auf 8 Zählzeiten ausatmen).

Nimm im Anschluss an jede der drei Atemübungen einige bewusste Atemzüge durch die Nase und spüre den Effekt.

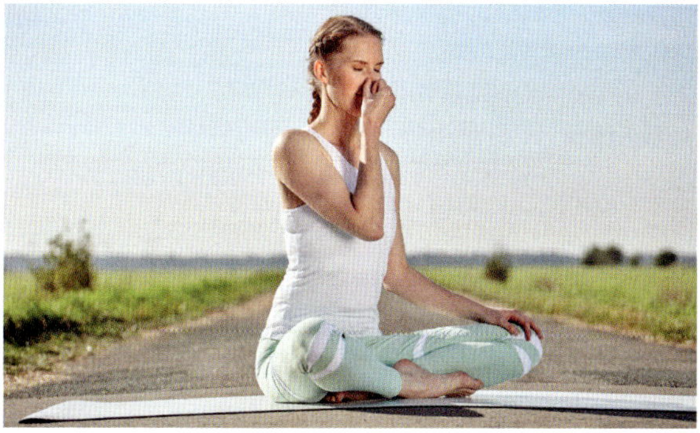

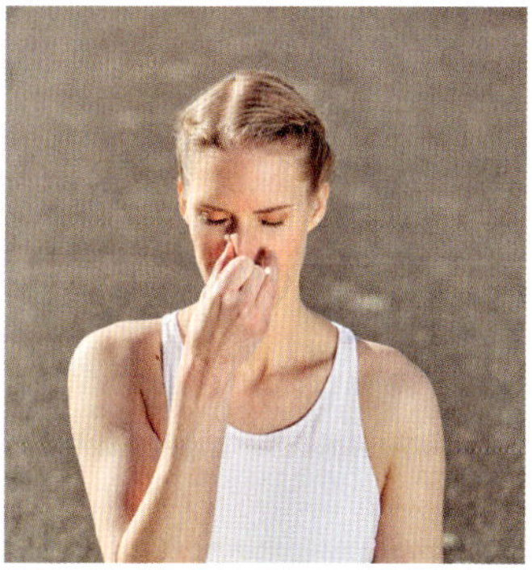

Bewusstes Atmen und das Gehirn

Die Steuerung des unbewussten Atems erfolgt in weiten Teilen über den Hirnstamm. Lange Zeit konzentrierte sich die Forschung vor allem auf diese automatische Atemsteuerung. Erst in den letzten Jahren wurde immer mehr bekannt, dass auch Bereiche der Großhirnrinde insbesondere für die Steuerung der bewussten Atemkontrolle eine große Rolle spielen. Es wird vermutet, dass sich der Atemrhythmus auf die Schwingungen der neuronalen Aktivität auswirkt. Bei bewusster Atemsteuerung wurde eine starke Kohärenz der neuronalen Aktivität mit dem Atemrhythmus in einem Netzwerk zwischen frontalen und temporalen Arealen sowie der Inselrinde gefunden. Insbesondere die motorischen Areale wie der prämotorische und primäre motorische Kortex sowie die Amygdala scheinen beteiligt zu sein.

Dieses Aktivierungsmuster erinnert uns an diejenigen Areale, die auch bei der Yogapraxis eine große Rolle spielen. Beachten wir, dass der Atem auch während der Asana-Praxis beobachtet und kontrolliert wird, sind die Ergebnisse nicht erstaunlich. Es gibt Hinweise darauf, dass sich dieser Einfluss der Atmung auf die neuronale Aktivität vor allem dann auswirkt, wenn wir durch die Nase atmen. In einer weiteren Studie wurde dieser Effekt neben dem olfaktorischen Kortex in der Amygdala und im Hippocampus beobachtet. Sobald die Probanden aber durch den Mund atmeten, verringerte sich der Kohärenzeffekt. In diesem Zusammenhang beobachteten die Autoren auch verbesserte Ergebnisse bei der Unterscheidung von emotional konnotierten Gesichtern sowie bei einer Gedächtnisaufgabe, wenn die Probanden die Nasenatmung anwendeten im Vergleich zur Mundatmung. Eine bessere Unterscheidung von Gefahrensituationen kann uns helfen, weniger stressanfällig zu werden. Eine ruhige und gleichmäßige Nasenatmung scheint vielerlei Vorteile zu bergen. Es bleibt abzuwarten, was die nächsten Jahre der Forschung bringen und ob wir weitere Erkenntnisse daraus ziehen können.

Meditation

Die wohl bekannteste Achtsamkeitsmethode ist die Meditation oder Dhyana, das siebte Glied des Yoga (siehe Seite 51). Anders als in der Konzentration, richten wir unsere Aufmerksamkeit nicht auf ein Objekt, sondern wir weiten unser Bewusstsein. Meditation ist ein stilles, unparteiisches Betrachten der eigenen Geistesbewegungen. Unser Gehirn ist – wie bereits vielfach erörtert – niemals untätig. Die Meditation schult uns darin, unsere Wahrnehmung dieser Geistesaktivitäten zu verfeinern. Ähnlich wie das Lernen der Verfeinerung der Körperwahrnehmung ist dies ein Lernprozess. Da wir allerdings unsere mentalen Aktivitäten nicht sehen und anfassen können, ist die Meditation eine Aufgabe, die uns in der Regel mehr Schwierigkeiten bereitet. Daher braucht auch dies viel Übungspraxis, und so können wir mit der Meditation vor allem eins lernen: Geduld mit uns selbst.

So wie die Yogapraxis kann auch die Meditationspraxis viele verschiedene Formen annehmen. Wie bereits oben erwähnt, unterscheidet Patanjali die Meditation (Dhyana) von der Konzentration (Dharana) dadurch, dass wir uns in der Meditation nicht auf ein Objekt fokussieren, sondern unser Bewusstsein mit dem Objekt verschmilzt. Dies bedeutet, dass wir in dem Moment der Meditation die Dualität zwischen uns selbst und dem Objekt nicht mehr wahrnehmen. Die Meditation ist zwar ein bewusster und achtsamer Zustand, erfordert aber nicht die Konzentration auf ein bestimmtes Objekt. Die Meditationspraxis beinhaltet vielmehr ein Weiten der Aufmerksamkeit. Das eigene Ego rückt dabei immer mehr in den Hintergrund. Es wird nicht bewertet, sondern nur wahrgenommen. In diesem Zustand ist es möglich, sich mit den Wahrnehmungen nicht zu identifizieren, sondern sie kommen und gehen zu lassen.

Die Achtsamkeitsmeditation, die wir heute im westlichen Raum im Allgemeinen kennen und nutzen, bezieht sich zumeist auf die buddhistische Definition der Meditation und wird ebenso beschrieben: als ein nicht wertendes Beobachten der eigenen Geistesbewegungen. Sie umfasst die Aufmerksamkeitssteuerung, wie beispielsweise die Beobachtung von Gedanken, Emotionen oder Wahrnehmungen, sowie auch die Fähigkeit, die eigenen Erfahrungen mit Offenheit und Gleichmut anzunehmen. Die Forschung zur Achtsamkeitsmeditation bezieht sich auf unterschiedliche Methoden der Meditation, aber in großem Maße auf die von Jon Kabat-Zinn entwickelte MBSR-Methode (Mindfulness-Based Stress Reduction, siehe Seite 139). Diese enthält sowohl die fokussierten Konzentrationsübungen (Dharana) als auch die offene, nach innen gerichtete Beobachtung. Dies entspricht der Beschreibung von Dhyana weitestgehend.

Der buddhistische Mönch und Molekularbiologe Matthieu Ricard beschreibt Meditation als einen Zustand lebhafter Bewusstheit. In seinem Dialog in Buchform mit dem anerkannten Neurophysiologen und Hirnforscher Wolf Singer beschreiben sie, wie die Meditation einen Verfeinerungsprozess der eigenen Wahrnehmung, Emotionen und Denkprozesse darstellt. Matthieu Ricard verwendet hierzu den Vergleich mit einer gestrichenen Wand, die auf den ersten Blick homogen aussieht. Tritt man aber näher, so kann man Unebenheiten und Strukturen erkennen. So ähnlich funktioniere es auch mit der Reflexion über unsere mentalen Prozesse. Je differenzierter wir beispielsweise unsere eigenen Emotionen wahrnehmen, desto mehr gelingt es, uns nicht mit ihnen zu identifizieren, sondern die einzelnen Facetten der Emotion wahrzunehmen. So können wir positive Aspekte in Emotionen erkennen und sie leichter loslassen.

Es wird vermutet, dass Achtsamkeitsmeditation durch das Training folgender drei Komponenten zu verbesserter Selbstregulierung führe: Aufmerksamkeitskontrolle, Emotionsregulierung und das Bewusstsein über sich selbst und das eigene Bewusstsein. Letzteres nennen wir auch *Metabewusstsein*. Aufgrund der Vielzahl mentaler Aktivitäten, die an der Meditation beteiligt sind, ist es nicht erstaunlich, dass komplexe neuronale Netzwerke involviert sind: Ein Teil der Basalganglien (siehe Seite 74 ff.) scheint eine Rolle dabei zu spielen, die Aufmerksamkeit von irrelevanten Reizen zu lösen. Es wird vermutet, dass ein Teil des temporalen Kortex (Parahippocampus) dabei unterstützt, den Gedankenfluss zu kontrollieren. Der präfrontale Kortex trägt offenbar dazu bei, uns unserer eigenen mentalen Bewegungen bewusst zu werden (Metakognition). Aus diesem Kontext heraus ist es nicht erstaunlich, dass eine regelmäßige Meditationspraxis zu einer Verlangsamung der natürlichen Hirnalterung zu führen scheint. Mehrere Studien belegen dies. Betrachten wir diese Prozesse und die drei Komponenten etwas genauer:

Aufmerksamkeitskontrolle:
Einer der Aspekte der Aufmerksamkeitskontrolle, der vor allem durch regelmäßige Meditationsübungen verbessert wird, ist die sogenannte Konfliktüberwachung: das Wahrnehmen der geteilten Aufmerksamkeit und das darauffolgende Hemmen dieser geteilten Aufmerksamkeit, sodass der Fokus gehalten werden kann. Dieser Aspekt scheint besonders wichtig zu sein, wenn wir uns in der offenen Beobachtung eigener mentaler Prozesse befinden, also ohne die Konzentration auf ein einziges Objekt zu richten. Wenn wir offen beobachten, werden immer wieder neue Gedanken in unserem Bewusstsein aufkommen, die wir identifizieren müssen. Hierfür scheint vor allem ein Netzwerk zwischen dem vorderen cingulären Kortex, der Inselrinde, und dem präfrontalen Kortex zuständig zu sein.

Emotionsregulierung:
Dass sich eine regelmäßige Meditationspraxis positiv auf die Emotionsregulierung auswirkt, ist unumstritten. Emotionen werden dabei nicht unterdrückt, dennoch scheinen sich negative Emotionen weniger stark auszuwirken. Die physiologische Reaktion auf Emotionen ist bei Meditierenden geringer und sie erholen sich schneller. Es wird vermutet, dass der präfrontale Kortex eine große Rolle dabei spielt und Gehirnregionen wie die Amygdala in ihrer Aktivität reduziert, die starke Emotionen verarbeiten.

Bei Meditationsanfängern bestätigt sich diese Hypothese: Der präfrontale Kortex zeigt eine erhöhte Aktivität. Dies kann insbesondere beobachtet werden, wenn Probanden sich auf die Betrachtung negativ konnotierter Bilder einstellten. Die Amygdala hingegen zeigt sowohl in experimentellen Bedingungen als auch bei Ruhe verringerte Aktivität. Zusätzlich zeigten Meditationsanfänger erhöhte Aktivität in Arealen wie dem cingulären Kortex und der Inselrinde, die bei der Bewertung von Informationen beteiligt sind. Die Aktivierung des somatosensorischen Kortex hingegen ist bei den Meditationsanfängern reduziert.

Bei fortgeschrittenen Meditierenden wurde ein anderes Aktivierungsmuster festgestellt: Der präfrontale Kortex ist bei ihnen weniger aktiv. Es wird spekuliert, dass dies damit zusammenhängen könnte, dass fortgeschrittene Meditierende die Emotionen eher annehmen, ohne sie kontrollieren zu wollen. Die Ergebnisse zur reduzierten Aktivierung der Amygdala sind bei fortgeschrittenen Meditierenden nicht eindeutig; zumindest scheint hier kein einheitliches Muster vorzuliegen. Interessanterweise zeigen fortgeschrittene Meditierende zwar ebenso wie Meditationsanfänger höhere Aktivität im cingulären Kortex und in der Inselrinde, allerdings auch im somatosensorischen Kortex.

Auf der Basis dieser unterschiedlichen Aktivierungsmuster zwischen beginnenden und fortgeschrittenen Meditierenden wird vermutet, dass sich die Strategie der Emotionsregulierung mit zunehmender Meditationspraxis ändert. Meditierende am Anfang ihrer Praxis scheinen die Verarbeitung von Emotionen aktiv kognitiv zu regulieren, um bestehende Gewohnheitsmuster zu unterdrücken. Fortgeschrittene Meditierende haben möglicherweise ihre Verarbeitung zunehmend automatisiert und nutzen daher ein verändertes Netzwerk und eine weniger aktive kognitive Steuerung. Dieses veränderte Muster der Steuerung von bereits eingeübten Fertigkeiten ist nicht ungewöhnlich. Das Erlernen neuer Fertigkeiten hingegen benötigt kognitive Kontrolle.

Metabewusstsein:
Die Achtsamkeitsmeditation scheint einen positiven Einfluss auf unser Selbstbild und die Selbstakzeptanz zu haben. Es wird vermutet, dass die Meditationspraxis durch die Stärkung des Netzwerks zwischen präfrontalem und cingulären Kortex einen drosselnden Einfluss auf das Ruhezustandsnetzwerk (Default Mode Network, siehe Seite 138 f.) hat. Das Ruhezustandsnetzwerk steht mit selbstbezogenen Gedanken im Zusammenhang. Bei Meditierenden findet man hingegen reduzierte Aktivität in diesem Ruhezustandsnetzwerk im Vergleich zu Nicht-Meditierenden. Gleichzeitig richten Meditierende ihre Aufmerksamkeit auf den jetzigen Moment und schulen dabei ihre Innenwahrnehmung. Dies scheint sowohl zu mehr Aktivierung der Inselrinde zu führen als auch zu einem größeren Volumen der Hirnrinde in diesem Bereich. Es wird spekuliert, ob diese Veränderungen im Zusammenhang mit der weniger selbstbezogenen Wahrnehmung und der Übung der Nichtanhaftung von Meditierenden stehen. Möglicherweise ist diese bewusste und nicht bewertende Art der achtsamen Wahrnehmung einer der wesentlichen Mechanismen, durch die die Meditation ihre positive Wirkung entfaltet.

Auch hier gilt es festzuhalten: Diese Ergebnisse wurden aus einer Vielzahl von Studien zusammengefasst, sollten aber dennoch mit Vorsicht betrachtet werden, da auch dieses Feld der Wissenschaft noch jung ist. Viele der Studien wurden mit kleinen Gruppen von Teilnehmenden durchgeführt und es wird noch viele aufbauende Studien geben müssen, um die Kenntnisse zu verfestigen und weiter zu erklären.

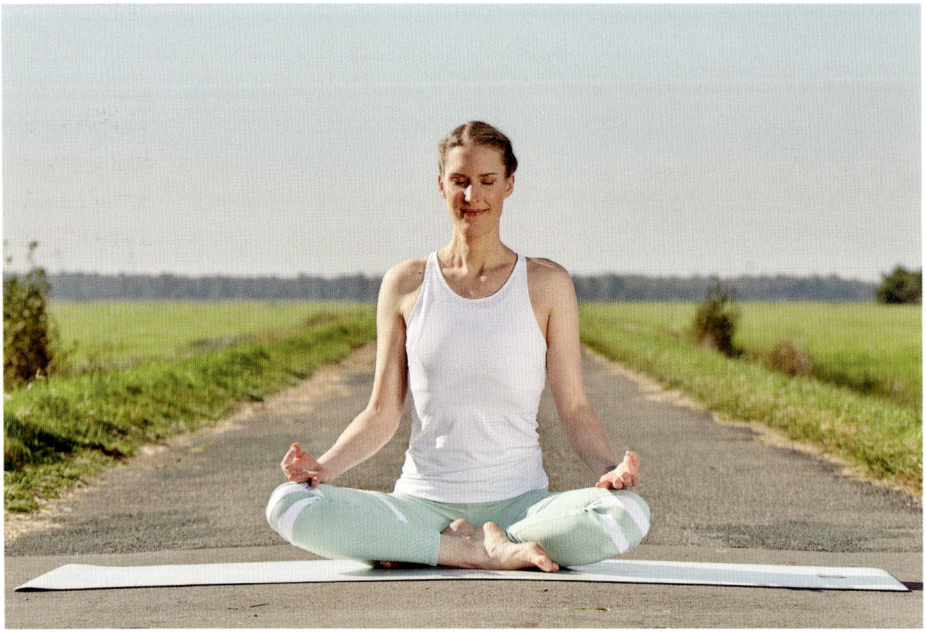

Wie wir bereits erfahren haben, ist der Einstieg in das Erlernen einer neuen Fertigkeit für unser Gehirn ein schwieriger Schritt. Wir wissen, dass es für unser Gehirn einfacher ist, etwas Neues zu lernen, wenn wir an altbekannte Schritte anknüpfen können. Auf diese Weise ermöglichen wir uns Herausforderungen, die uns kognitiv gerade in dem Maße fordern, dass sie Erfolgserlebnisse zulassen. Eine Erfolg versprechende Möglichkeit, sich der Meditation anzunähern, ist es daher, den Übergang der Konzentration zur Meditation als Einstieg zu nutzen.

Kerzenmeditation

Die Kerzenmeditation ist genau genommen eine Mischform zwischen Konzentration und Meditation gemäß der klassischen Definition nach Patanjali: Wir konzentrieren uns auf ein bestimmtes Objekt und können uns schrittweise der losgelösten Meditation nähern, indem wir zwischen den beiden Zuständen der Konzentration und Meditation pendeln. Sie ist sehr gut auch für Einsteiger geeignet, da sie ermöglicht, durch Fokussierung auf ein Objekt zur Konzentration zurückzukehren. Das Objekt an sich – in diesem Fall die Kerze –, kann auch ausgetauscht werden gegen eine Pflanze, einen Stein oder ein anderes Objekt deiner Wahl.

Um zu beginnen, zünde eine Kerze an und stelle sie gut sichtbar im Abstand von ein bis drei Metern vor dir auf. Setze dich aufrecht hin. Entspanne Schultern und Gesicht. Lasse den Atem gleichmäßig fließen.

1. Schau in die Flamme der Kerze. Beobachte genau, was du wahrnehmen kannst: die Farbqualitäten der Flamme, wie sie sich bewegt und verändert. Konzentriere dich auf diese Wahrnehmung.
2. Schließe deine Augen. Beobachte das Nachbild vor deinem inneren Auge. Irgendwann kommen möglicherweise Gedanken auf. Schaue dir auch diese an, als würdest du dir aus einer neutralen Perspektive einen Film anschauen. Erwarte nichts und akzeptiere alles, was kommt. Lass dich nicht auf Gedanken ein.
3. Wenn du merkst, dass du dich auf Gedanken einlässt und abschweifst, öffne deine Augen und komme zurück in die Konzentration: Schau wieder in die Flamme, bis du das Bild vor deinen Augen im Detail wahrgenommen hast.
4. Wiederhole das Prozedere einige Male.

Die Meditation erlaubt uns, Gedanken, Emotionen und Empfindungen zu beobachten und dabei eigene Reaktionsmuster zu reflektieren. Dass wir uns unserer mentalen Muster bewusst werden, hilft uns nicht nur, uns selbst besser zu verstehen, sondern ermöglicht uns auch, Sichtweisen zu verändern und Reaktionen bewusst anzupassen. Die regelmäßige Achtsamkeitspraxis und Reflexion schaffen nicht nur eine Entschleunigung unseres sonst oft turbulenten Alltags, sondern bringen uns auch geistige Freiheit.

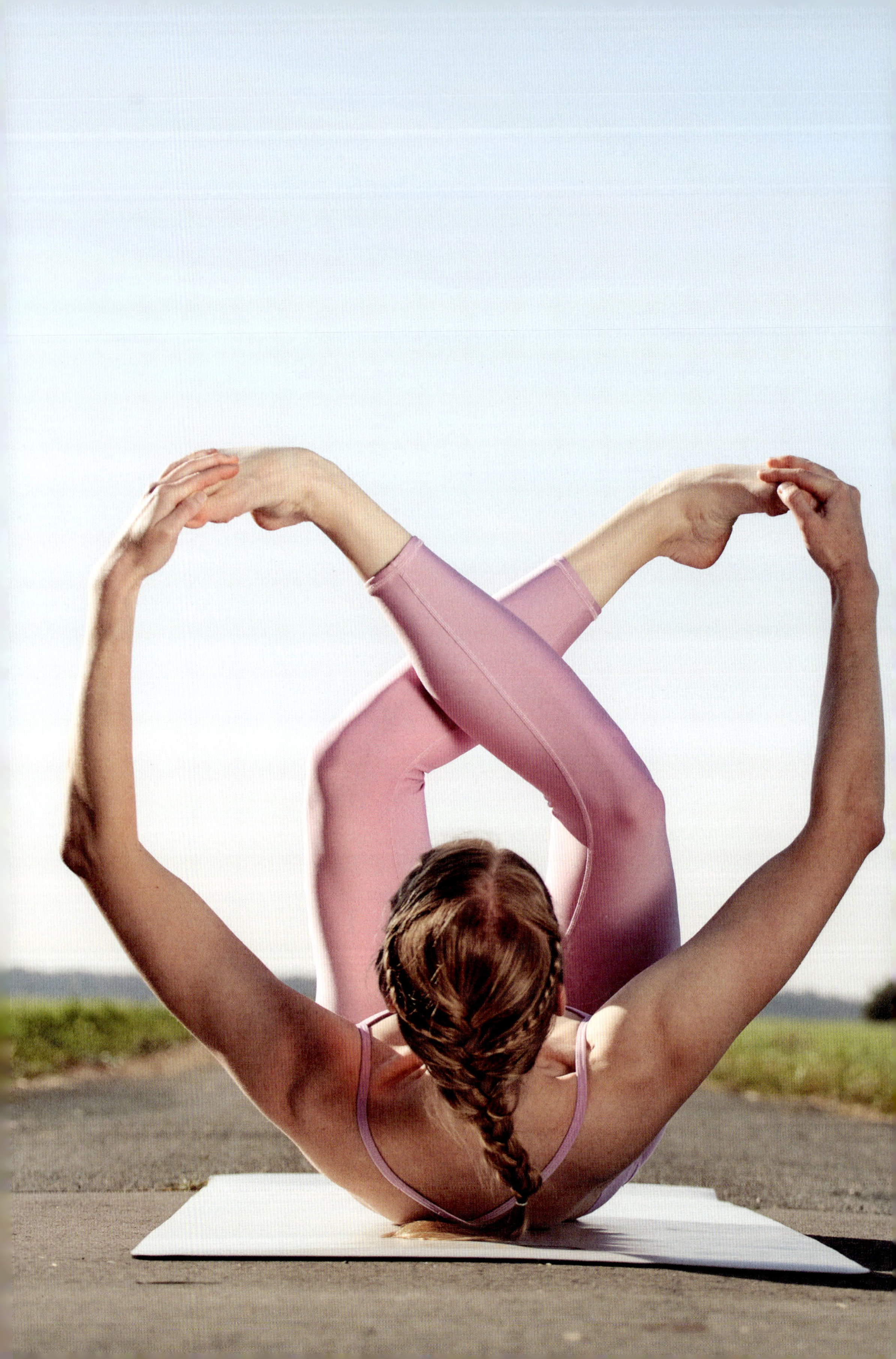

Bleib aktiv

Yoga hält dich gesund

Auf der Suche nach Wegen, gesund zu altern, treffen wir in Studien immer wieder auf die folgenden Punkte: sportliche Betätigung, kognitive Stimulation, Reduzierung von Stress, soziale Interaktion und kontrollierte Kalorienzufuhr. Die positiven Effekte sportlicher Betätigung auf unsere physische und mentale Gesundheit sind unumstritten. Auch auf bestimmte Gehirnareale scheint regelmäßige Bewegung eine neuroprotektive Wirkung zu haben.

Dieser Effekt wurde auch für die Yogapraxis bestätigt. Yoga betrifft mindestens die ersten drei genannten Punkte, die uns helfen, gesund zu bleiben: Er bietet uns durch die Asana-Praxis nicht nur die sportliche Betätigung, sondern fordert uns auch kognitiv. Yoga ermöglicht, stets neue Herausforderungen und neue Bewegungsabläufe zu erlernen, und übt uns in der Fokussierung unserer Aufmerksamkeit. Dabei regt er uns zur Selbstreflexion an. Yoga hat positive Einflüsse auf das Stressempfinden und Wohlbefinden. Wenn wir gemeinsam mit anderen üben, kann die Yogapraxis die soziale Interaktion bereichern. Durch die Vermittlung der Yamas und Niyamas im Yogaunterricht werden wir dazu angeregt, das Verhältnis zu uns selbst und zu anderen zu reflektieren. Es ist oft nur eine Frage der Zeit, bis man im Laufe der Yogareise auch das eigene Essverhalten hinterfragt. Denn wer rücksichtsvoll mit sich selbst und der Umwelt umgehen möchte, kommt an dem Thema der Ernährung nicht vorbei.

Das eigene Körperbild verfeinern

Yoga verbessert zudem die Innenwahrnehmung unseres Körpers. Durch regelmäßiges Herausfordern, achtsame Bewegungen und bewusste Körperwahrnehmung bestätigen wir immer wieder das eigene Körperbild. Dies scheint auch für die mentale Gesundheit wichtig zu sein. In dieser Kombination von kognitiver und körperlicher Stimulation zusammen mit seiner Philosophie ist Yoga einzigartig. Es scheint, dass die Yogapraxis jegliche Einflussfaktoren zusammenfasst, die dafür sorgen, den natürlichen Alterungsprozessen des Gehirns ein Stück weit entgegenzuwirken.

Die deutschen Forscher Esther Kuehn und Martin Riemer berichteten, dass sich vor allem die Propriozeption, also die Eigenwahrnehmung des Körpers, mit dem Alter verschlechtere. Es gibt einige Hinweise darauf, dass die kognitiven und sensomotorischen

Beeinträchtigungen, die im höheren Alter verstärkt auftreten können, auf Defizite des Embodiment (siehe Seite 101 ff.) zurückzuführen sind. Wenn das innere Modell des eigenen Körpers nicht immer wieder aktiv genutzt und bestätigt wird, dann hat dies deutliche Auswirkungen auf die gesamte Kognition, also auf unser Denken und unsere Wahrnehmung.

Wie wir die Welt wahrnehmen, hängt davon ab, mit welchem Gehirn wir das, was wir sehen, verarbeiten. Unser Gehirn steuert durch die Aufmerksamkeitslenkung unsere Augenbewegungen und es interpretiert die wahrgenommenen Reize – und zwar entsprechend unserer inneren Modelle. Diese inneren Modelle hängen stark von unserer Erfahrung ab, wie wir unseren eigenen Körper einsetzen und wahrnehmen. Das Gehirn berechnet auf der Basis unserer inneren Modelle Vorhersagen über unser eigenes Verhalten und das Verhalten unserer Umgebung. So scheint unsere Kognition weit weniger losgelöst von unseren Bewegungen und unserem Körper als man vor vielen Jahren noch vermutet hat. Zwar können wir in unserem Gehirn Schwerpunkte der Funktionsverarbeitung feststellen, wie zum Beispiel die visuelle Verarbeitung im visuellen Kortex. Dennoch erfolgt keine Informationsverarbeitung unabhängig vom Gesamten. Unsere Gedanken haben starken Einfluss auf unsere Bewegungssteuerung, Wahrnehmung und Interpretation.

Achtsame Instruktionen

Wenn wir etwas Positives erwarten, kann diese Erwartungshaltung den tatsächlichen positiven Effekt verstärken. Beispielsweise haben Teilnehmer den subjektiven Effekt einer Atemübung auf ihr Wohlbefinden stärker eingeschätzt, wenn sie vor der Atemübung über die zu erwarteten positiven Effekte der Übung informiert wurden. Yogalehrer sollten sich der Sprache bewusst sein, die sie im Yogaunterricht wählen, denn auch dadurch werden die Teilnehmer beeinflusst. Legen sie in ihren Instruktionen den Fokus auf die Achtsamkeit und die wertungsfreie Wahrnehmung des eigenen Körpers, hat dies einen anderen Effekt als eine Fokussierung auf Fitness und die Wirkung der Übungen auf unser Äußeres. Aus einer Studie, in der diese beiden Formen der Instruktion untersucht wurden, ging deutlich hervor, dass die auf Achtsamkeit fokussierte Instruktionsweise zu mehr Freude an der Yogapraxis und einem positiveren Verhältnis zum eigenen Körper führte. In einer erst kürzlich erschienenen Studie wurde außerdem gezeigt, dass unser Körper durch die Yogapraxis weniger als funktionierendes Objekt empfunden wird, sondern durch die Praxis des Embodiment mehr Wertschätzung erfährt. Dies trägt auch zu einem positiveren Körperbild bei.

Du hast es in der Hand

Wenn wir als Yogaschüler die Wechselwirkungen zwischen unserer Körperhaltung, unserem Atem und unseren Gedanken und Gefühlen mehr und mehr verstehen, können wir selbst Einfluss auf den einen oder anderen dieser Faktoren nehmen und so unser Wohlbefinden beeinflussen. Befinden wir uns beispielsweise in einer emotional aufgewühlten Situation und möchten dennoch ruhig und rational bleiben, können wir die Füße bewusst fest auf dem Boden platzieren, die Hände am Körper halten oder auf den Beinen ablegen und ruhig und gleichmäßig atmen. Sind wir allerdings in einer Situation, in der wir andere überzeugen möchten, dann strahlen wir innere Stärke aus, indem wir an uns selbst glauben und mit unserer Haltung Raum einnehmen. Ein fester Stand – die Hand eventuell zur Faust geformt –, und ein nach vorne gelehnter, aber aufrechter Oberkörper vermitteln ein selbstbewusstes Bild einer Person voller Tatendrang. Und manchmal hilft auch eine solche Haltung oder Bewegung, um uns zu überzeugen, dass wir über Kraft und Fähigkeit verfügen. Denn oft stehen wir uns selbst im Weg und zweifeln. Besonders in solchen Momenten hilft uns das Wissen, dass wir alle Möglichkeiten in der Hand halten.

Du bist dein eigener CEO

Der Mensch ist komplex und individuell. Als Wissenschaftlerin habe ich viel Zeit damit verbracht, mich selbst und den Menschen im Allgemeinen besser verstehen zu lernen. Wir können durch wissenschaftliche Erkenntnisse sehr viel über uns erfahren. Generelle Prinzipien, die uns als Menschen ausmachen, erklären bestimmte Aspekte unseres Seins. Vieles durchdringen und verinnerlichen wir allerdings erst dann, wenn wir es durch Erfahrungen mit dem eigenen Körper erlebt und durch Reflexion begriffen haben. Unser Denken und Handeln sind durch die Art und Weise geprägt, wie wir unseren Körper konzeptualisieren.

Wir sind anpassungsfähige und lernende Wesen. Wir selbst ändern uns ständig, genauso wie sich unser Umfeld stetig ändert. Dies erfordert ein flexibles Verhalten. Daher lohnt es sich, achtsam zu beobachten und zu hinterfragen. Wenn wir verstehen, dass die wahre Konstante im Leben die Veränderung ist, wird offensichtlich, dass es nicht um das Ziel geht oder um fortwährende Selbstoptimierung. Vielmehr steht der Weg im Vordergrund – der des Lernens, des Loslassens und des Vertrauens. Es geht darum, zu vertrauen, dass du dich auf alle Veränderungen einstellen kannst. Yoga hilft uns dabei mental und körperlich. Denn der Körper und das Gehirn sind in ihrer Funktionalität nicht trennbar. Unser Körpergefühl erschaffen wir im Gehirn. Wir denken immer in der Struktur, die wir durch unseren Körper schaffen und verändern. Weil die Yogapraxis uns ermöglicht, uns mit unserem Körper zu verbinden, Bewusstsein zu schaffen und die Achtsamkeit zu üben, die zum Innehalten notwendig ist, schafft sie einen Weg, uns selbst näherzukommen, uns dabei zu reflektieren, zu verstehen und weiterlernen zu lassen. Dies ist der Yoga-Effekt.

Vertrauen in unseren eigenen Weg zu haben und uns selbst zuzutrauen, mit jeglichen Herausforderungen, die das Leben mit sich bringt, zurechtzukommen, erfordert, uns geerdet zu fühlen. Diese Erdung entsteht nicht selbstverständlich und von sich aus. Manche von uns mögen das Glück haben, viel von diesem Gefühl der Sicherheit aus ihrer Kindheit mitgenommen zu haben. Die meisten aber haben das eine oder andere Erlebnis ertragen, das dieses Fundament infrage stellte. Spätestens beim Versuch, sich sein eigenes Leben aufzubauen, trifft man auf so einige Herausforderungen, die die eigenen Werte und Fähigkeiten erproben. Ich glaube daher, dass wir die Verbundenheit mit uns selbst permanent bewusst auffrischen oder neu einüben müssen.

Verantwortung ist ein Geschenk

Allzu schnell passiert in unserer heutigen Lebensweise eine Entfremdung, die uns dieses Gefühl der Erdung nimmt. Durch ständige mentale Beschäftigung, wenig bewusste Wahrnehmung des eigenen Körpers, einer Denkweise, die geprägt ist durch das eigene Funktionieren-Müssen und die Aufrechterhaltung eines Statusgefühls, spüren wir die Erwartungen unserer selbst und der Menschen in unserem Umfeld. Nur durch Innehalten können wir ermöglichen, diese Erwartungshaltungen zu erkennen. Wenn ich mit beiden Füßen im Leben stehen möchte, muss ich meine eigenen Werte kennen. Dazu gehört es auch, sich selbst und seinen eigenen Körper zu kennen. Dazu gehört es, sich seiner eigenen Stärken und Schwächen bewusst zu sein und sie in dem Wissen anzunehmen, dass sie einer Bestandsaufnahme entsprechen, die sich in jedem Moment ändern kann. Wir müssen unsere eigene Verantwortung anerkennen. Wenn wir verstehen, dass diese Verantwortung ein Geschenk ist, indem sie uns die Kontrolle über unser eigenes Leben ermöglicht, erkennen wir, dass wir unser eigener CEO sind.

Unser Körper ist das Fundament, auf dem wir diese Erdung spüren können. Diesen Körper gesund zu halten und dieses Fundament zu spüren, gibt uns die innere Stärke und Kraft, um jeden Tag neue Energie zu schöpfen. Daher ist es wichtig, diese Verbindung zu unserem Körper und zu uns selbst zu spüren. Dein Körper ermöglicht dir, zusammen mit deinem Gehirn zu handeln, zu lernen und dich zu verändern. Durch regelmäßige

Bewegung verstehen wir uns selbst in unserem Selbstbild als aktiv – nicht nur körperlich, sondern auch mental. Wir lernen, dass wir uns selbst zutrauen können, Neues zu wagen. Wenn wir die Verbindung mit unserem Körper fühlen, begreifen wir, dass unser Körper kein Werkzeug ist, das von sich aus funktioniert. Jeder von uns hat sein eigenes Verständnis von seinem Körper. Jeder Körper ist individuell – nicht nur in seinem Aussehen, sondern auch in der Art und Weise, wie er gespürt und bewegt wird.

Finde heraus, was du brauchst

Das bedeutet, dass es kein gleichlautendes Rezept für alle gibt. Es gibt nicht den einen Lernplan, der für alle erfolgreich ist. Es gibt nicht die zehn Bewegungen, die für jeden Körper das beste Trainingsprogramm bilden. Und es gibt nicht die drei Affirmationen, die dein Leben mental in jeder Lebenssituation optimal ausrichten. Wir müssen uns die Zeit nehmen, für uns selbst herauszufinden, was für uns im jeweiligen Moment das Richtige ist. Dies öffnet uns Möglichkeiten. Niemand kann besser beurteilen als wir selbst, was uns guttut. Wir selbst haben die Kraft und die Fähigkeit, uns zu beobachten, uns selbst zu stärken und uns dafür einzusetzen, was uns wichtig ist. Wir selbst haben die Fähigkeit, uns jederzeit anzupassen. Die einzig wahre Konstante im Leben ist die Veränderung, und auch wir Menschen verändern uns kontinuierlich inklusive unseres Gehirns und Körpers. Beides kann sich nur gemeinsam ausprägen und miteinander sein.

Am Ende wird unser Weg vom lebenslangen Lernen geprägt sein. Wir alle wissen nicht, wo der Weg uns hinführt. Wir können diesen nur in der Gegenwart beeinflussen. Durch beharrliches Üben (Abhyasa) auf der einen Seite und Gleichmut (Vairagya) auf der anderen Seite können wir versuchen, eine Balance zu finden. Ein klares Ziel mit Hingabe und dennoch mit Gleichmut zu verfolgen, wirkt zunächst beinahe widersprüchlich. Dafür müssen wir losgelöst sein von Erwartungen und das innere Vertrauen haben, Unvorhergesehenes geschehen zu lassen. Die Natur führt uns diesen Wandel und die resultierende Notwendigkeit zur beständigen Anpassung vor. Von und mit ihr können wir lernen. So können wir in unserem Leben nicht alles beeinflussen, aber wir können verstehen, dass wir dennoch meist eine Wahl haben. Jeder Einzelne von uns hat sein Leben selbst in der Hand. Ich wünsche mir, dass wir alle verstehen, welche Kraft in uns liegt. Achtsame Bewegung und Wahrnehmung haben ein außerordentliches Potenzial und helfen uns, die Verbindung zu uns selbst zu stärken, uns selbst als aktive Rolle zu bestätigen und uns als Ganzes mehr und mehr wertzuschätzen und wertschätzend miteinander umzugehen.

Glossar

afferente Signale: Eingehende, das heißt, von der Körperperipherie an das zentrale Nervensystem gesendete Signale.

Aktionspotenzial: Kurzzeitige Veränderung der Spannung an einer Zellmembran (abweichend zum Ruhepotenzial); beim Aktionspotenzial kommt es zu einer Weiterleitung der elektrischen Erregung einer Zelle über das Axon zu den Synapsen einer Nervenzelle.

Axon: Fortsatz einer Nervenzelle, über das das elektrische Signal weitergeleitet wird.

Dendriten: Fortsätze einer Nervenzelle, die vorwiegend der Reizaufnahme dienen.

efferente Signale: Ausgehende, das heißt vom zentralen Nervensystem an die Körperperipherie gesendete Signale.

Efferenzkopie: Kopie des Bewegungskommandos, das vom Gehirn über das Rückenmark an die Muskeln gesendet wir. Auf der Basis dieser Kopie berechnet das Gehirn ein Vorwärtsmodell, um die Rückmeldungen, also den nächsten Zustand, vorherzusagen.

Embodiment: Wechselwirkungen zwischen Körper, Geist und Atem oder auch zwischen Körper und Psyche.

Gliazellen: Sammelbegriff für Zellen im Nervengewebe, die sich funktionell und strukturell von Nervenzellen abgrenzen lassen. Sie haben vielseitige Funktionen, unter anderem sind sie indirekt an der Informationsweiterleitung beteiligt.

graue Substanz: Die graue Substanz besteht aus den Zellkörpern der Nervenzellen und anderer Zellen.

Homöostase: das Gleichgewicht in einem dynamischen System.

Homunkulus: In der Größenrelation von der Wirklichkeit verzerrte Abbildung des Körpers auf der Hirnrinde; der Homunkulus visualisiert die Zuordnung von Körperteilen zur Repräsentation ebendieser im somatosensorischen und motorischen Kortex.

Kognition: Summe aller Wahrnehmungen und Denkprozesse: Dies umfasst Fähigkeiten wie das Wahrnehmen, Lernen, Sprechen, Denken, Planen und Problemlösen.

kortikal: Den Kortex (die Hirnrinde) betreffend.

Metabewusstsein: Das Bewusstsein über das eigene Bewusstsein.

Metakognition: Das Bewusstsein über eigene kognitive Vorgänge, die Fähigkeit, über eigene Denk- und Wahrnehmungsprozesse zu reflektieren.

Motoneuron: Eine Nervenzelle des zentralen Nervensystems, die eine direkte oder indirekte Kontrolle über einen Muskel ausübt. Es gibt obere und untere Motoneurone. Die oberen Motoneurone liegen überwiegend in der Hirnrinde und steuern die Muskeln indirekt, also über die unteren Motoneurone. Letztere liegen im Rückenmark und innervieren direkt die Skelettmuskeln.

Neuron: Anderes Wort für Nervenzelle. Eine Nervenzelle besteht aus einem Zellkörper, Dendriten und einem Axon.

Neuroplastizität: Die funktionelle und strukturelle Adaptierbarkeit des Nervensystems. Sie stellt eine wesentliche Grundlage des Lernens dar.

Propriozeption: Eigenwahrnehmung des Körpers in Bezug auf Bewegung, Stellung, Spannung, Haltung und Lage im Raum.

Spiegelneurone: Nervenzellen, die sowohl aktiv sind, wenn ich selbst eine Aktivität ausführe, als auch, wenn ich jemanden sehe, der diese Aktivität ausführt.

subkortikal: Unterhalb der Hirnrinde liegend.

Synapse: Neuronale Verknüpfung einer Nervenzelle mit einer anderen Zelle zur Informationsübertragung. Synapsen liegen am Ende eines Axons. Die Informationsübertragung kann hemmend oder erregend sein. Es gibt chemische und elektrische Synapsen.

weiße Substanz: Die weiße Substanz besteht aus den myelinisierten Nervenfasern der Nervenzellen. Myelin ist eine fettreiche Substanz bestehend aus Gliazellen.

Leseliste und Links

Neurowissenschaften allgemein

Eric R. Kandel et al., *Principles of Neural Science*. McGraw-Hill Education; 6. Auflage 2021

Yoga allgemein

T. K. V. Desikachar, *Über Freiheit und Meditation. Das Yoga Sutra des Patanjali. Eine Einführung*. Via Nov, 5. Auflage 2006.

T. K. V. Desikachar, *Yoga – Tradition und Erfahrung. Die Praxis des Yoga nach dem Yoga Sutra des Patanjali*. Via Nova; 5. Auflage 2005.

Gehirn und Bewegung

TED Talk von Daniel Wolpert: *The real reasons for brains*. https://www.ted.com/talks/daniel_wolpert_the_real_reason_for_brains

Review zur Efferenzkopie von Shadmehr, Reza et al. (2010): *Error Correction, Sensory Prediction, and Adaptation in Motor Control*. https://homes.cs.washington.edu/~todorov/courses/amath533/ShadmehrSmithKrakauer10.pdf

Review-Artikel zur Kontrolle der Körperhaltung von Takakusaki, Kaoru (2017): *Functional Neuroanatomy for Posture and Gait Control*. https://www.ncbi.nlm.nih.gov/pmc/articles/PMC5288669/pdf/jmd-16062.pdf

Das lernende Gehirn

Norman Doidge, *The brain that changes itself: Stories of Personal Triumph from the Frontiers of Brain Science*. Penguin, 2008.

Embodiment

Storch, Maja; Cantieni, Benita; Hüther, Gerald & Tschacher, Wolfgang, *Embodiment: Die Wechselwirkung von Körper und Psyche verstehen und nutzen*. Hogrefe AG, 3. Edition, 2017.

Antonio R. Damasio, *Descartes' Irrtum: Fühlen, Denken und das menschliche Gehirn*. List, 9. Auflage 2004.

TED Talk von Amy Cuddy: *Your body language may shape who you are*. https://www.ted.com/talks/amy_cuddy_your_body_language_may_shape_who_you_are?language=en

Der Yoga-Effekt auf das Gehirn

Review-Artikel: van Aalst et al. (2020). *What has Neuroimaging Taught Us on the Neurobiology of Yoga? A Review*. https://www.frontiersin.org/articles/10.3389/fnint.2020.00034/full

Review-Artikel: Gothe, Neha P. et al. (2019). *Yoga Effects on Brain Health: A Systematic Review of the Current Literature*. https://www.ncbi.nlm.nih.gov/pmc/articles/PMC6971819/pdf/bpl-5-bpl190084.pdf

Gehirn und Meditation

Singer, Wolf; Richard, Matthieu, *Hirnforschung und Meditation: ein Dialog*. Suhrkamp, 1. Auflage 2008.

Review-Artikel: Tang, Yi-Yuan; Hölzel, Britta; Posner, Michael (2015). *The neuroscience of mindfulness meditation*. https://www.researchgate.net/profile/Britta-Holzel/publication/273774412_The_neuroscience_of_mindfulness_meditation/links/550ca4970cf27526109679f3/The-neuroscience-of-mindfulness-meditation.pdf

Referenzen

Was ist die Aufgabe unseres Gehirns?

Chamber, D. & Reisberg, D. (1985). Can Mental Images be Ambiguous? Journal of Experimental Psychology: Human Perception and Performance, 11, 317–328

Ratey, J. J. & Loehr, J. E. (2011). The Positive Impact of Physical Activity on Cognition during Adulthood: A Review of Underlying Mechanisms, Evidence, and Recommendations. Nature Review Neuroscience, 22(2), 171–85

Herculano-Houzel, S. (2009). The Human Brain in Numbers: A Linearly Scaled-up Primate Brain. Frontiers in Human Neuroscience, 3, 31

Kraemer, William J. et al. (2020). Growth Hormone(s), Testosterone, Insulin-Like Growth Factors, and Cortisol: Roles and Integration for Cellular Development and Growth With Exercise. Frontiers in Endocrinology, 25; 11, 33

Spitzer, M. (2019). Flow. Nervenheilkunde; 38: 765–777

Schneider, S. & Strüder, H. K. (2012). The Effects of Exercise on Brain Cortical Function and its Implication on Mental Health and Mood; in H. Boecker et al. (Hrsg.), Functional Neuroimaging in Exercise and Sport Sciences

Di Liegro, M. C. et al. (2019). Physical Activity and Brain Health. Genes (Basel), 10(9): S. 720

Erickson, K. I. et al. (2013). Physical Activity and Brain Plasticity in Late Adulthood. Dialogues in Clinical Neuroscience, 15 (1), S. 99–108

Eichenlaub, J.-B. et al. (2020). Replay of Learned Neural Firing Sequences during Rest in Human Motor Cortex. Cell Reports 31, 107581

Buch, E. R. (2021). Consolidation of human skill linked to waking hippocampo-neocortical replay. Cell Rep.; 35(10): 109193

Wahrnehmung und Bewegung

Craig, A. D. (2008). Interoception and Emotion: A Neuroanatomical Perspective, in: Handbook of Emotions, Hrsg. Michael Lewis, Jeannette M. Haviland-Jones, and Lisa Feldman Barrett (New York, NY: Guilford Press), S. 272–292

Berlucchi, G. & Aglioti, S. M. (2010). The Body in the Brain Revisited. Experimental Brain Research, 200: S. 25–35

Paulus, M. P. & Stein, M. B. (2010). Interoception in Anxiety and Depression. Brain Structure and Function, 214: S. 451–463

Flasinski, T. et al. (2020). Altered Interoceptive Awareness in High Habitual Symptom Reporters and Patients with Somatoform Disorders. Frontiers in Psychology, 11, S. 1859

Chen, W.-Y. et al. (2018). Body Ownership and the Four-hand Illusion. Nature 8, 2153

Della Gatta, F. et al (2016). Decreased Motor Cortex Excitability Mirrors own Hand Disembodiment during the Rubber Hand Illusion. eLife Sciences; 5

Schieber, M. H. (2001). Constraints on Somatotopic Organization in the Primary Motor Cortex. Journal of Neurophysiology, 86(5): S. 2125–2143

Bhattacharjee, S. et al. (2021). The Role of Primary Motor Cortex: More than Movement Execution. Journal of Motor Behavior 53(2): S. 258–274

Ridding, M. C. et al. (2000). Changes in Muscle Responses to Stimulation of the Motor Cortex induced by Peripheral Nerve Stimulation in Human Subjects. Experimental Brain Research, 131(1), S. 135–143

Van Ede, F. et al. (2015). Touch automatically upregulates Motor Readiness in Humans. Journal of Neurophysiology, 114: S. 3121–3130

Borzì, F. et al. (2018). Short Overview of the Effects of Kinesio Taping for Postural Spine Curvature Disorders. Journal of Functional Morphology and Kinesiology 3 (4), 59

Shadmehr, R. et al. (2010). Error Correction, Sensory Prediction, and Adaptation in Motor Control. Annual Review of Neuroscience 33: S. 89–108

Sun, H. et al. (2016). Sequential Activation of Premotor, Primary Somatosensory and Primary Motor Areas in Humans during cued Finger Movements. Clinical Neurophysiology 126(11): S. 2150–2161

Gale, D. J. et al. (2021). Human Somatosensory Cortex is modulated during Motor planning. Journal of Neuroscience, 41(27): S. 5909–22

Ariani, G. et al (2020). Motor planning brings Human Primary Somatosensory Cortex into Movement-Specific Preparatory States

Calvo-Merino, B. et al. (2005). Action Observation and Acquired Motor Skills: An fMRI Study with Expert Dancers, *Cerebral Cortex*, 15 (8): S. 1243–1249

Ranganathan, V. K. et al. (2004). From Mental Power to Muscle Power – gaining Strength by using the Mind. Neuropsychologia 42, S. 944–956

Case, L. K. et al. (2015). Common Coding and Dynamic Interactions between observed, imagined, and experienced Motor and Somatosensory Activity. Neuropsychologia 79, S. 233–245

Hollands, M. A. & Robins, R. K. (2017/2020). The Effects of constraining Vision and Eye Movements on whole-body Coordination during Standing Turns. Experimental Brain Research 235 (12), S. 3593–3603

Kim, K. et al. (2020). Eye–Head–Trunk Coordination While Walking and Turning in a Simulated Grocery Shopping Task. Journal of Motor Behavior 53 (5), S. 575–582

Van Opstal, A. J. & Kasap, B. (2019). Maps and Sensorimotor Transformations for Eye-Head Gaze Shifts: Role of the Midbrain Superior Colliculus. Progress in Brain Research 249: S. 19–33

Gandhi, N. J. & Katnani, H. A. (2011). Motor Functions of the Superior Colliculus. Annual Review of Neuroscience 34: S. 205–31

Stuphorn, V. et al. (2000). Neurons in the Primate Superior Colliculus coding for Arm Movements in gaze-related Coordinates. Journal of Neurophysiology 83(3): S. 1283–1299

Rubelowski, JM. et al. (2013). Connections of the Superior Colliculus to Shoulder Muscles of the Rat: A dual tracing Study. Frontiers in Neuroanatomy 7: S. 17

Hoffman, J. E. & Subramaniam, B. (1995). The Role of Visual Attention in Saccadic Eye Movements. Perception and Psychophysics 57(6): S. 787–95

Groner, R. & Groner, M. T. (1989). Attention and Eye Movement Control: An Overview. European Archives of Psychiatry and Neurological Science 239(1): S. 9–16

Morris, A. P. (2015). Neuroscience: Tiny Eye Movements Link Vision and Attention. Current Biology 25(17): R753–773

Dayan, E. & Cohen, L. G. (2011). Neuroplasticity subserving Motor Skill Learning. Neuron 72(3): S. 443–54

Draganski, B. & May, A. (2008). Training-induced Structural Changes in the Adult Human Brain. Behavioral Brain Research, 192(1): S. 137–42

Kawai, R. et al. (2015). Motor Cortex is Required for Learning but not for Executing a Motor Skill. Neuron 86(3): S. 800–12

Bangert, M. & Schlaug, G. (2006). Specialization of the Specialized in Features of External Human Brain Morphology. European Journal of Neuroscience, 24(6): S. 1832–1834

Classen, J. et al. (1998). Rapid Plasticity of Human Cortical Movement Representation Induced by Practice. Journal of Neurophysiology 79: S. 1117–1123

Sanes, J. N. & Donoghue, J. P. (2000). Plasticity and Primary Motor Cortex. Annual Review of Neuroscience 23: S. 393–415

Hlustík, P. et al. (2004). Cortical Plasticity during three-week Motor Skill Learning. Journal of Clinical Neurophysiology 21(3): S. 180–191

Milton, J. et al. (2007). The Mind of Expert Motor Performance is cool and focused. NeuroImage 35: S. 804–813

Bönstrup, M. et al. (2019). A Rapid Form of Offline Consolidation in Skill Learning. Current Biology 29(8): S. 1346–1351.e4.

Shams, L. & Seitz, A. R. (2008). Benefits of Multisensory Learning. Trends in Cognitive Science, 12(11): S. 411–417

Luan, M. et al. (2021). Multisensory Action Effects Facilitate the Performance of Motor Sequences. Attention, Perception and Psychophysics 83(1): S. 475–483

Veenstra, L. et al. (2017). Embodied Mood Regulation: The Impact of Body Posture on Mood Recovery, Negative Thoughts, and Mood-congruent Recall. Cognition and Emotion 31(7): S. 1361–1376

Ranehill, E. et al. (2015): Assessing the Robustness of Power Posing: No Effect on Hormones and Risk Tolerance in a large Sample of Men and Women. Psychological Science, Vol. 26(5): S. 653–656

Dum, R. P. et al. (2016). Motor, Cognitive, and Affective Areas of the Cerebral Cortex Influence the Adrenal Medulla. PNAS 113(35): S. 9922–9927

Horcajo, P. et al. (2019). The Effects of Overt Head Movements on Physical Performance After Positive Versus Negative Self-Talk. Journal of Sport and Exercise Psychology 41(1): S. 36–45

Braun, N. et al. (2018). The Senses of Agency and Ownership: A Review. Frontiers in Psychology 9: Article 535

Bruno, V. et al, (2019). How Tool-Use Shapes Body Metric Representation: Evidence from Motor Training with and without Robotic Assistance. Frontiers in Human Neuroscience 13: Article 299

Martel, M. et al. (2016). Tool-use: An Open Window into Body Representation and its Plasticity. Cognitive Neuropsychology 33(1–2): S. 82–101

Seghezzi, S. et al. (2019). Neurofunctional Correlates of Body-ownership and Sense of Agency: A Meta-analytical Account of Self-consciousness. Cortex 121: S. 169–178

Gogolla, N. (2017). The Insular Cortex. Current Biology 27(12): R580-R586

Craig, AD. (2011). Significance of the Insula for the Evolution of Human Awareness of Feelings from the Body. Annals of the New York Academy of Sciences 1225: S. 72–82

Villemure, C. et al. (2014). Insular Cortex Mediates Increased Pain Tolerance in Yoga Practitioners. Cerebral Cortex 24: S. 2732–2740

Damasio, A. (1996). The Somatic Marker Hypothesis and the Possible Functions of the Prefrontal

Cortex. Philosophical Transactions of the Royal Society London, Biological Science 351: S. 1413–1420

Yoga und unsere Anpassungsfähigkeit

Brinjikji, W. et al. (2015). Systematic Literature Review of Imaging Features of Spinal Degeneration in Asymptomatic Populations. American Journal of Neuroradiology 36(4): S. 811–816

Gabbett, T. J. (2016). The Training-injury Prevention Paradox: Should Athletes be Training Smarter and Harder? British Journal of Sports Medicine 50(5): S. 273–80

Massi, B. et al. (2018). Volatility Facilitates Value Updating in the Prefrontal Cortex. Neuron 99(3): S. 598–608

Moseley, G. L. (2007). Reconceptualising Pain According to Modern Pain Science. Physical Therapy Reviews 12: S. 169–178

Arce-McShane, F. I. et al. (2016). Primary Motor and Sensory Cortical Areas Communicate via Spatiotemporally Coordinated Networks at Multiple Frequencies. PNAS 113(18): S. 5083–5088

Gothe, N. P. et al. (2019). Yoga Effects on Brain Health: A Systematic Review of the Current Literature. Brain Plasticity 5(1): S. 105–122

Rivest-Gadbois, E. & Boudrias M.-H. (2019). What are the Known Effects of Yoga on the Brain in Relation to Motor Performances, Body Awareness and Pain? A Narrative Review. Complementary Therapies in Medicine 44: S. 129–142

Van Aalst, J. et al. (2020). What Has Neuroimaging Taught Us on the Neurobiology of Yoga? A Review. Frontiers in Integrated Neuroscience 14

Schulz, A. & Vögele, C. (2015). Interoception and Stress. Frontiers in Psychology 6: 993

Pascoe, M. C. et al. (2017). Yoga, Mindfulness-based Stress Reduction and Stress-related Physiological Measures: A Meta-Analysis. Psychoneuroendocrinology 86: S. 152–168

Avery, J. A. et al. (2014). Major Depressive Disorder is Associated with Abnormal Interoceptive Activity and Functional Connectivity in the Insula. Biological Psychiatry 76(3): S. 258–66

Froeliger, B. E. et al. (2012). Neurocognitive Correlates of the Effects of Yoga Meditation Practice on Emotion and Cognition: A Pilot Study. Frontiers in Integrative Neuroscience 6: Article 48

Watkins, E. & Teasdale, J. D. (2004). Adaptive and Maladaptive Self-focus in Depression. Journal of Affective Disorders 82 (1): S. 1–8

Farb, N. A. S. et al. (2012). The Mindful Brain and Emotion Regulation in Mood Disorders. The Canadian Journal of Psychiatry 57: S. 70–77

Ramanoël, S. et al. (2018). Gray Matter Volume and Cognitive Performance During Normal Aging. A Voxel-Based Morphometry Study. Frontiers in Aging Neuroscience 10

Andrews-Hanna, J. R. et al. (2007). Disruption of Large-scale Brain Systems in Advanced Aging. Neuron 56(5): S. 924–35

Hölzel, B. K. et al. (2010). Stress Reduction Correlates with Structural Changes in the Amygdala. Social Cognitive and Affective Neuroscience 5(1): S. 11–7

Booth, F. W. et al. (2012). Lack of Exercise is a Major Cause of Chronic Diseases. Comprehensive Physiology 2(2): S. 1143–211

Fleur, D. S. et al. (2021). Metacognition: Ideas and Insights from Neuro- and Educational Sciences. Nature/Science of Learning 6(1): Article 13

Dunning, D. & Balcetis, E. (2013). Wishful Seeing: How Preferences Shape Visual Perception. Current Directions in Psychological Science 22(1): S. 33–37

Siegel, E. H. et al. (2018). Seeing What You Feel: Affect Drives Visual Perception of Structurally Neutral Faces. Psychological Science 29(4): S. 496–503

Chen, W.-J. et al. (2021). Effects of Self-affirmation on Emotion and Cardiovascular Responses. Stress and Health 37(2): S. 201–212

Hiroto, D. S. & Seligman, M. E. (1975). Generality of Learned Helplessness in Man. Journal of Personality and Social Psychology 31(2): S. 311–327

Greenwood, BN. & Fleshner, M. (2008). Exercise, Learned Helplessness, and the Stress-resistant Brain. Neuromolecular Medicine 10(2): S. 81–98

Van Marle, H. J. et al. (2009). From Specificity to Sensitivity: How Acute Stress Affects Amygdala Processing of Biologically Salient Stimuli. Biological Psychiatry 66(7): S. 649–655

Tang, Y.-Y. et al. (2015). The Neuroscience of Mindfulness Meditation. Nature Reviews Neuroscience 16(4): S. 213–25

Thirthalli, J. et al. (2013). Cortisol and Antidepressant Effects of Yoga. Indian Journal of Psychiatry 55(Suppl 3): S. 405–408

B. K. S. Iyengar. Licht auf Pranayama: Das grundlegende Lehrbuch der Atemschule des Yoga. O. W. Barth, 5. Auflage, 2012.

Busch, V. et al. (2012). The Effect of Deep and Slow Breathing on Pain Perception, Autonomic Activity, and Mood processing - an Experimental Study. Pain Medicine 13(2): S. 215–28

Jerath, R. et al. (2006). Physiology of Long Pranayamic Breathing: Neural Respiratory Elements may provide a Mechanism that explains how Slow Deep Breathing shifts the Autonomic Nervous System. Medical Hypotheses 67(3): S. 566–71

Burch, A. R. et al. (2017). Controlled Frequency Breathing Reduces Inspiratory Muscle Fatigue. Journal of Strength Conditioning Research 31(5): S. 1273–1281

Ghati, N. et al. (2021). A Randomized Trial of the Immediate Effect of Bee-Humming Breathing exercise on Blood Pressure and Heart Rate Variability in Patients with Essential Hypertension. Explore (NY), 17(4): S. 312–319

Price, A. & Eccles, R. (2016). Nasal Airflow and Brain Activity: Is there a Link? Journal of Laryngology and Otology 130(9): S. 794–799

Herrero, J. L. et al. (2018). Breathing Above the Brain Stem: Volitional Control and Attentional Modulation in Humans. Journal of Neurophysiology 119(1): S. 145–159

Zelano, C. et al. (2016). Nasal Respiration Entrains Human Limbic Oscillations and Modulates Cognitive Function. Journal of Neuroscience 36(49): S. 12448–12467

Singer, W. & Ricard, M. Hirnforschung und Meditation. Ein Dialog. Suhrkamp, 1. Edition, 2008.

Bleib aktiv

Jeste, D. V. et al. (2010). Successful Cognitive and Emotional Aging. World Psychiatry 9(2): S. 78–84

Deslandes, A. (2009). Exercise and Mental Health: Many Reasons to Move. Neuropsychobiology 59(4): S. 191–198

Booth, Frank W. et al. (2012). Lack of Exercise is a Major Cause of Chronic Diseases. Comprehensive Physiology 2(2): S. 1143–211

Kuehn, E. et al. (2018). Embodiment in the Aging Mind. Neuroscience and Biobehavioral Reviews 86: S. 207–225

Szabo, A. & Kocsis, A. (2016). Psychological Effects of Deep-breathing: The Impact of Expectancy-priming. Psychology, Health and Medicine 22(5): S. 564–569

Cox, A. E. et al. (2020). Examining the Effects of Mindfulness-based Yoga Instruction on Positive Embodiment and Affective Responses. Journal of Eating Disorders 28(4): S. 458–475

Alleva, J. M. et al. (2020). The Effects of Yoga on Functionality Appreciation and Additional Facets of Positive Body Image. Body Image 34: S. 184–195

Impressum

Hinweis: Die Ratschläge/Informationen in diesem Buch sind von Autorin und Verlag sorgfältig erwogen und geprüft, dennoch kann eine Garantie nicht übernommen werden. Eine Haftung der Autorin bzw. des Verlags und seiner Beauftragten für Personen-, Sach- und Vermögensschäden ist ausgeschlossen.

Projektleitung und Lektorat: Inga Heckmann
Satz: Uhl + Massopust, Aalen
Layout: Peilstöcker Design, Krailling bei München
Korrektorat: Susanne Schneider
Bildredaktion und Leitung der Fotoproduktion: Sabine Kestler
Herstellung: Timo Wenda
Umschlaggestaltung: Geviert – Büro für Kommunikationsdesign, München,
unter Verwendung eines Motivs von shutterstock_1177172584; Nsit
Druck und Verarbeitung: Alcione, Lavis
Printed in Italy

ISBN 978-3-424-15431-3

Bildnachweis
Trotz intensiver Bemühungen gelang es in einem Fall nicht, den Rechteinhaber des Fotos festzustellen. Der Verlag bittet diesen oder eventuelle Rechtsnachfolger, sich mit ihm in Verbindung zu setzen. Er verpflichtet sich, rechtmäßige Ansprüche nach den üblichen Honorarsätzen zu vergüten.
Fotografie: Marco Grundt Fotografie
Haare/Make up: Claudia Wegener-Bracht
Canva: 18, 20, 21, 23, 24, 28, 32, 36, 53, 101, 108, 119, 123, 150; Shutterstock: 76 (stihii), 87 (Blamb);
Wikimedia: 14 (Bryan Derksen), 68 (N.N.)

MIX
Papier aus verantwortungsvollen Quellen
FSC® C021956

Penguin Random House Verlagsgruppe FSC® N001967